北京中医医院医生说科普

心血管那些事儿

刘清泉 / 总主编

刘红旭　尚菊菊 / 主编

中国人口与健康出版社
China Population and Health Publishing House
全国百佳图书出版单位

图书在版编目（CIP）数据

心血管那些事儿 / 刘红旭，尚菊菊主编 . —— 北京：
中国人口与健康出版社，2024.3
（北京中医医院医生说科普）
ISBN 978-7-5101-9746-8

Ⅰ . ①心… Ⅱ . ①刘… ②尚… Ⅲ . ①心脏血管疾病
－防治 Ⅳ . ① R54

中国国家版本馆 CIP 数据核字 (2024) 第 060513 号

北京中医医院医生说科普：
心血管那些事儿

BEIJING ZHONGYI YIYUAN YISHENG SHUO KEPU:
XINXUEGUAN NA XIE SHIR

刘清泉　总主编　　刘红旭　尚菊菊　主编

责 任 编 辑	刘继娟　张　瑞	
美 术 编 辑	侯　铮	
责 任 印 制	林　鑫　任伟英	
出 版 发 行	中国人口与健康出版社	
印　　　刷	天津中印联印务有限公司	
开　　　本	880 毫米 ×1230 毫米　1/32	
印　　　张	7.375	
字　　　数	150 千字	
版　　　次	2024 年 3 月第 1 版	
印　　　次	2024 年 3 月第 1 次印刷	
书　　　号	ISBN 978-7-5101-9746-8	
定　　　价	38.00 元	

总编室电话	(010) 83519392
发行部电话	(010) 83510481
传　　真	(010) 83538190
地　　址	北京市西城区广安门南街 80 号中加大厦
邮　　编	100054

·编委会·

目录

第三部分　急性心肌梗死　41

第十一部分 **糖尿病** 187

第十二部分　心脏康复　213

第一部分

稳定型心绞痛

01 心绞痛疼吗

心绞痛并不是字面意思让人联想到的心脏绞痛难忍，每个人心绞痛的发作形式各不相同，不舒服的部位也各不相同。

心绞痛的具体感觉可能是像石头压在胸口似的疼，可能是闷闷的疼，可能是揪着紧缩疼，可能是火烧似的灼热疼，也可能是有人扼住喉咙似的紧张感。一部分患者可能没有疼痛感，而是有胸闷、憋气、气短、想长叹气等症状。除了疼痛带来的不舒服，患者可能还伴有头晕、眼前发黑、心慌心跳、坐卧不安、出虚汗、没力气、恶心欲吐等感觉。

心绞痛的疼痛部位常在胸口正中或稍微偏左。疼痛的界限并不清晰，范围大约巴掌大小，可能连带咽喉、左侧后背、左侧肩膀、左侧手臂内侧、左手小拇指一起疼痛，也有可能胸口并不觉得明显不舒服，但是后背、手臂、咽喉、剑突下甚至牙齿感到疼痛或不舒服。

心绞痛的发生常有特定的诱因，如体力劳动（追赶公交车、上过街天桥、爬楼梯等），情绪激动（与人争吵、焦急紧张等），寒冷刺激（在寒冷的冬季晨练等），饱餐等。在活动过程中，患者突然感到疼痛或不舒服，被迫停下正在进行的活动，休息之后才能缓解。若生活中再次进行这些活动时，会引起心绞痛的再次发作。值得注意的是，心绞痛的发作大多在活动过程中，活动结束之后才感到胸闷不舒服（如劳累一天后休息时感觉胸口不舒服）并不一定是心绞痛的典型表现。

心绞痛一般会持续几分钟或十几分钟，不会像过电似的在几秒钟内缓解，但是大多不会超过半小时，休息一会儿或含一片硝酸甘油后症状可以缓解；如果超过半小时，应该尽快就医，确认是不是更为严重的问题。

（李爱勇　吴亦荷）

02 心绞痛是冠心病吗

心绞痛并不等于冠心病，但心绞痛可以是冠心病的一种类型。

冠心病的全称是冠状动脉粥样硬化性心脏病，是由于给心脏供血供氧的冠状动脉发生病变引起血管狭窄甚至闭塞，导致心肌缺血甚至坏死的一种疾病。最常见的引起冠状动脉狭窄的原因是脂质代谢异常引起的动脉粥样硬化，血管痉挛引起冠状动脉狭窄也不少见。传统的冠心病分类包括隐匿性冠心病、心绞痛、心肌梗死、缺血性心肌病和猝死。冠心病目前可分为慢性冠状动脉疾病和急性冠脉综合征。慢性冠状动脉疾病包括稳定型心绞痛、缺血性心肌病和隐匿性冠心病；急性冠脉综合征包括 ST 段抬高型心肌梗死、非 ST 段抬高型心肌梗死和不稳定型心绞痛。

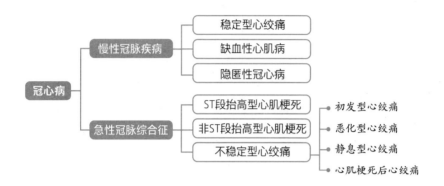

心绞痛分为稳定型心绞痛和不稳定型心绞痛。

稳定型心绞痛也称为劳力性心绞痛,属于慢性冠状动脉疾病,特点是阵发性的胸口疼痛或憋闷感,大多因为体力活动或情绪激动诱发,持续几分钟,休息或服用硝酸甘油后可以缓解。

不稳定型心绞痛属于急性冠脉综合征,不稳定型心绞痛又分为初发型心绞痛、恶化型心绞痛、静息型心绞痛、心肌梗死后心绞痛。静息型心绞痛常发作于休息的时候,持续时间超过20分钟。初发型心绞痛发生在第一次出现心脏症状1～2月内,很轻的体力劳动(如爬一层楼)就可能诱发,也可能在安静时发作。值得注意的是,初发型心绞痛虽然出现症状的时间短,但是不代表它不严重,应引起重视。恶化型心绞痛是在稳定的劳力性心绞痛的基础上发生的病情恶化,发作更频繁,疼痛更剧烈,持续时间更长,很轻的活动就可能诱发心绞痛。

(李爱勇 吴亦荷)

03 稳定型心绞痛是怎么回事，稳定的就没有危险吗

稳定型心绞痛是心绞痛中的一种类型，是指当患者活动量增加或情绪波动时，心脏的需氧量增加，而冠状动脉存在斑块狭窄，导致血流不能通过，不能及时的供氧，从而出现供氧和需氧的失衡。稳定型心绞痛的症状发生情况是稳定的，在几个月内，心绞痛发作的频率、严重程度、持续时间、疼痛性质以及诱发疼痛的因素都是稳定的。举个例子：几个月以来，患者爬楼梯到相同楼层的时候都会出现胸口的闷痛，在停下来休息片刻或含服一片硝酸甘油 10 分钟后左右疼痛会缓解，每次爬楼梯的速度、楼层、疼痛的感觉、发作时间都大致相同，这就是较为典型的稳定型心绞痛的表现。

稳定型心绞痛的发病基础大多是冠状动脉严重的固定狭窄，导致冠状动脉狭窄的因素大多是粥样斑块的形成。稳定型心绞痛的粥样斑块稳定的附着在冠状动脉血管壁上，甚至已经钙化，牢牢的与血管壁"融为一体"，不容易发生改变，因此它发病的症状也是稳定的。

稳定并不意味着没有危险，稳定症状的背后若是不同程度的冠状动脉狭窄，如果不及时规范治疗，管腔内已有的严重狭窄可进一步狭窄甚至完全闭塞，导致心肌梗死的发生，造成生命危险。此外，附着在冠状动脉血管壁上的斑块如果发生溃疡、破裂或出

血，引发血小板聚集，也可在管腔内形成血管进而阻塞血管，稳定型心绞痛转变为不稳定型心绞痛，甚至是心肌梗死。因此，稳定型心绞痛不代表没有危险。

（李爱勇　吴亦荷）

04　稳定型心绞痛要看医生吗

答案是需要。稳定型心绞痛是冠状动脉狭窄引起的症状，虽然症状稳定，但是稳定型心绞痛提示冠状动脉已经出现了较为严重的病变，需要定期复诊以评估病情并进行合理、规范的长期治疗。

稳定型心绞痛患者需要定期做一些检查以判断疾病的严重程度，评估疾病的风险。如明确冠状动脉狭窄的部位、程度，粥样斑块的性质，冠状动脉是否有异常的痉挛，患者是否患有高血压、糖尿病、高脂血症、肾病等基础疾病，患者平素生活习惯和身心状态如何。多种因素都对疾病的发展、病情恶化或者心脏不良事件的发生以及患者的预后有重要影响。定期复查能让医生动态掌握患者的病情发展和变化情况，评估上一阶段的治疗效果，依据每位患者当下的具体病情调整个性化治疗方案。如果病情有进展，医生能在第一时间发现并及时调整治疗方案，而不延误病情。

（李爱勇　吴亦荷）

05 做心电图能查出心绞痛吗

静息状态下，即没有心绞痛发作的一般情况下，大约一半的患者心电图是正常的，另一半患者的心电图可能会出现心肌缺血或者其他的表现，如出现陈旧性心肌梗死、ST 段和 T 波的改变，或者出现心律失常。心绞痛发作时，患者进行心电图检查能看到心肌缺血的表现，常出现 ST 段的压低，有时也会出现 T 波的倒置。

由于心绞痛发作时间较短，而且也不确定什么时候会突然发作，在心绞痛发作时迅速赶往医院进行心电图检查并不安全也不现实，因此很难能看到发作时有缺血表现的心电图。24 小时动态心电图仪（也称 Holter）可以解决这个问题。24 小时动态心电图仪是一个简单的小装置，贴在胸口固定位置上的心电图电极片能通过导线将数据传输给一个"小盒子"，"小盒子"记录下心电图图像。患者只需要贴着电极片、背着"小盒子"正常生活24 小时，取下之后医生导出盒子里的数据，就能看到患者全天动态的心电图变化。若这 24 小时内患者有心绞痛的发作，医生就能观察到发作时的心电图变化。这大大增加了"抓到"心绞痛发作时心电图变化的可能性，更有利于判断是否存在心肌缺血。

如果这 24 小时内没有心绞痛发作，没有"抓到"发作时的缺血证据，我们还可以进行心电图负荷试验。通常是让患者在医生的监测下进行运动，如在跑步机上踏步或者在机器上蹬自行车，医生密切观察并记录心电图表现。当运动量达到一定强度、监测出现心电图缺血表现的时候，应立即停止运动。这样，在安全监测条件下人为运动诱发心绞痛，记录下心绞痛发作的心电图。

（李爱勇　吴亦荷）

06 ▶ 什么样的人容易患心绞痛

性别和年龄会影响心绞痛的发病。心绞痛常见于中老年人，绝经前的女性发病率较低。存在早发冠心病家族史，即家中父母或兄弟姐妹在中年甚至更早（男性 < 55 岁，女性 < 65 岁）患上冠心病者更容易患心绞痛。

"三高"（高血脂、高血压、高血糖）者容易患心绞痛。高血脂是心绞痛发病的重要危险因素，高血脂容易导致血脂在血管壁内沉积引起冠状动脉粥样硬化，从而导致心绞痛的发生，血脂检查中"坏的"低密度脂蛋白升高、"好的"高密度脂蛋白降低的患者，更容易患上心绞痛。高血压患者患心绞痛的风险高出普通人 3 ~ 4 倍。高血压使血管壁压力增加，血管内皮更容易被破坏，更容易沉积脂质，导致发病。糖尿病不仅会大大增加患者患心绞痛的风险，还会导致糖尿病患者或血糖升高者在患上心绞痛之后，病情进展迅速，不容易控制。

不良的生活习惯也容易增加心绞痛的患病风险。吸烟是引发心绞痛的一大杀手，烟草中的尼古丁会直接损伤血管和心肌，吸烟数量越多，血管内皮、血管壁越容易损伤，越容易患上冠心病。烟草中的尼古丁会直接损伤血管和心肌，吸烟还会导致高血脂、脂质在冠脉沉积形成粥样硬化，血管内皮损伤会诱发血栓形成阻塞血管，对心血管健康大有损害。不仅是吸烟者本人患病，被动吸二手烟者患病的风险也会增加。肥胖是促成心绞痛的又一大杀手，按照身体质量指数 BMI 公式[1] 计算，BMI > 24kg/m^2 者属于肥胖，如：体重 70kg，身高 1.70m，代入公式计算得到 BMI=24.22 kg/m^2 > 24kg/m^2，属于肥胖。进食过多高脂肪食物（如动物内脏、油炸食物）、高糖食物（如糕点）者容易患心绞痛，长期精神紧张焦虑者、长期服用避孕药者也容易患上心绞痛，长期熬夜和工作压力大也是诱因之一。

虽然我们不能改变年龄、家族史等既定情况，但是我们可以通过改变生活方式、控制"三高"、放平心态，以期降低患心绞痛的风险。

（李爱勇 吴亦荷）

07 吃什么药能让冠状动脉血管的狭窄消退

根据目前的研究，国际上比较公认的 2 种降脂药物已经明确具有消退冠状动脉粥样硬化斑块、减轻冠状动脉狭窄的功能，

---

[1] 身体质量指数 BMI= 体重（kg）/[身高（m）]^2；身体质量指数，简称体质指数，又称体重指数。

分别是阿托伐他汀和瑞舒伐他汀，是冠心病的常用药物。但并不是所有冠心病患者都一定非要吃这两种药，也不是冠心病心绞痛患者只需要吃这两种药就万事大吉了。

阿托伐他汀和瑞舒伐他汀都是高强度的降脂药物，有一定的消退冠状动脉粥样硬化斑块的功能，具有较好的降低血脂功能，尤其是降低对冠心病最危险的"坏"血脂——低密度脂蛋白。但是，部分患者不能耐受这两种药，会出现肝功能异常和一些不舒服的表现，这时候就应该综合评估，用其他降脂药物替换，遵循医生的建议，合理调整治疗方案，达到更好的治疗效果。

冠心病需要进行综合治疗。西医方面，有阿司匹林、氯吡格雷等抗血小板聚集的药物，阿托伐他汀、瑞舒伐他汀等降脂稳斑的药物，倍他乐克等控制心室率、减低心肌耗氧的药物，改善缺血的硝酸酯类药物，还有改善远期预后的沙坦类和普利类药物。此外，冠脉严重狭窄还可以选择介入手术治疗植入心脏支架或进行球囊扩张，还可以选择介入手术放置心脏支架。中医方面，许多中成药具有缓解症状，改善远期预后的作用，如通心络胶囊、复方丹参滴丸、心通口服液、参元益气活血胶囊、三参通脉口服液等。临床观察也发现，许多患者在接受中成药和中药汤药治疗后症状明显好转，生活质量提升。各种治疗都需要在医生的指导下，经过综合评估后制定出最合适的治疗方案，特别是中药需要医生辨证论治、配伍用药，同时配合生活方式的改变，如清淡饮食，戒烟限酒，适量运动，才能达到最好的治疗效果。

（李爱勇 吴亦荷）

08 稳定型心绞痛需要吃阿司匹林吗

答案是需要。阿司匹林是抗血小板聚集药物，抗血小板聚集药物在预防心脏缺血性事件（心肌梗死）中起着非常重要的作用。血小板是血液中发挥凝血作用的成分，一旦有血管损伤出血，血小板就会"手拉手"聚集在出血的位置形成血块堵住血管防止出血。冠状动脉粥样斑块附近的血管内皮容易出现损伤，导致血小板在此聚集，形成血栓，进一步堵塞本就已经狭窄的血管，引发心肌梗死。阿司匹林通过阻止血小板的"手拉手"聚集，从而阻止血栓形成，对稳定型心绞痛患者起到预防心肌梗死的作用。

对于没有放置心脏支架的稳定型心绞痛患者来说，应长期服用阿司匹林，剂量为 75 ~ 100mg，每天服用 1 次。对于放置心脏支架的患者，在手术之后至少半年内，除了服用阿司匹林，还应服用氯吡格雷或替格瑞洛，进行两种抗血小板药物的联合治疗（简称双抗治疗），防止在支架内形成血栓，造成支架内的再次狭窄，其具体剂量和服用时间由医生综合评估后制定。

由于阿司匹林的作用就是抗血小板聚集、防止血栓形成，服用不当有可能造成血小板非常不容易聚集，引起出血。此外，长期服用阿司匹林可能损伤胃黏膜，虽然目前的阿司匹林都是"肠溶片"，即进入肠道之后才溶解吸收以减少对胃的直接刺激，但是它仍然会通过血液循环对胃造成一定的伤害。因此，部分患者在服用阿司匹林的时候需要配合保护胃的药物（如雷贝拉唑）一起服用。尽管阿司匹林有可能造成一些不良反应，但是稳定型心绞痛患者服用阿司匹林利大于弊。长期服用阿司匹林的患者日常生活中需要观察是否存在出血倾向，比如刷牙时牙龈出血、经常流鼻血、皮肤有瘀斑、大便颜色偏黑等，如果出现以上情况，患者应当及时就医并告知医生，不要自行停药，应由医生评估是否应该调整治疗方案。

（李爱勇　吴亦荷）

09 ▶ 治疗稳定型冠心病的常用中成药有哪些

中药可以治疗冠心病，特别是针对稳定型冠心病，在以西药作为常规治疗的基础上服用中成药可以进一步减少心绞痛发作频次，减轻心绞痛症状，改善患者生活质量。

以下是3种常用的可以治疗稳定型冠心病的中成药，建议患者在心血管中医医师的指导下服用。

速效救心丸。虽然不如硝酸甘油起效迅速，但速效救心丸也是缓解冠心病患者心绞痛的重要药物。其主要成分是川芎和冰片，通常通过舌下含服的方式迅速缓解心绞痛的急性症状。川芎辛温上行，冰片微寒，其药性总体上来说是中性的，除了能够缓解急性心绞痛发作外，对于改善"气滞"型冠心病患者的心肌供血以及脑供血不足的症状，速效救心丸也是很对症的药物。

复方丹参滴丸。除了复方丹参滴丸外，复方丹参片、丹七片等药物都是有相似作用的中成药，这类药物主要发挥的是丹参和三七的活血通络效果。以复方丹参滴丸为例，此方中有三味中药：丹参、三七和冰片。丹参通络活血、安神补血，三七活血化瘀，冰片辅助药性的串走、芳香开窍，可以改善血瘀型的冠心病心绞痛问题。需要注意的是，丹参、冰片性寒，而三七性微温，总体上来说，这类药物属于偏寒性的药物，因此，最适合血瘀兼体质偏热的冠心病患者服用。

麝香保心丸。由人参、苏合香脂、蟾酥、肉桂、冰片、麝香、牛黄等多味中药组成，是缓解心绞痛、改善心肌供血供氧的常用中成药。与复方丹参滴丸相比，麝香保心丸更适用于气血不足、心脉瘀阻、体质虚寒的冠心病患者服用，对于阴虚火旺体质的患者，应该尽量避免服用。

（李爱勇　娄　妍）

10 北京中医医院有什么治疗心绞痛的好方子

首都医科大学附属北京中医医院心血管科成立于北京中医医院建院初期，历经 60 余载，已经逐步发展为国家中医心血管重点专科,传承了包括许心如、魏执真、黄丽娟在内的多位名老中医的临床和学术经验。我科不断深入研究与推广3位国家级名老中医经几十年临床实践凝练的"北京中医治心三法",形成了独具特色的心血管病诊疗规范及冠心病心绞痛、心力衰竭、心律失常中医辨证诊疗体系,并推出具有代表性的心力衰竭系列合剂、强心栓等方药,其中三参通脉口服液、参元益气活血胶囊、调脉饮被研发为北京中医医院院内制剂。

三参通脉口服液。许心如教授是国内较早提出用益气养阴、活血通脉法治疗冠心病心绞痛(胸痹)的学者。许教授认为《难经·二十二难》中的"气主煦之,血主濡之"概括了气和血的基本功能。煦,温暖之义;濡,即滋润、滋养,讲的是气与血的生理作用。气,即阳气,有温化作用。气与血都是人体生命过程的基本物质。在气与血之间,又存在着"气为血之帅""血为气之母"的密切关系。这种关系具体分为气能生血、行血、摄血、血为气之母四个方面。许教授早期运用气血辨证理论,创建益气养阴、活血通脉法治疗胸痹,率先组方二参通脉汤,逐步衍变为三参通脉口服液,由太子参、玄参、丹参、娑罗子等成分组成,取标本兼顾之法,在临床上治疗冠心病心绞痛具有良好的疗效。此后,历经许心如教授、黄丽娟教授、金玫教授等人近20年的临床与基础研究,三参通脉口服液成为北京中医医院治疗冠心病心绞痛的院内制剂。

参元益气活血胶囊。20世纪90年代，不稳定型心绞痛成为关注的热点，刘红旭教授在前辈益气养阴、活血通脉、扶正祛邪学术思想的指导下，根据唐容川《血证论》中的"瘀血在经络脏腑之间，被气火煎熬，则为干血……盖既系干血，便于气化隔绝，非寻常行血之品所能治也，故用诸虫啮血之物，以消蚀干血"之说，针对不稳定型心绞痛系经年之疾、病势凶顽而又虚实相杂的特点，在益气养阴、活血化瘀的基础上，以益气养阴、破血逐瘀为法，组成治疗不稳定型心绞痛的特效方药——参元益气活血胶囊（又称参元丹），在益气扶正同时选用破血逐瘀之品，力求破血而不伤正。即在重用黄芪、党参益气的同时，选用土元、水蛭破血逐瘀；同时配以丹参、元胡等，重在益气逐瘀，兼以养阴通络。益气逐瘀法在多个国家自然科学基金项目的支持下，历经近20年的临床与基础研究，逐步成为了北京中医医院治疗冠心病不稳定型心绞痛的特色疗法，参元益气活血胶囊成为北京中医医院的院内制剂。

（李爱勇　娄　妍）

11　稳定型心绞痛需要植入冠状动脉支架吗

稳定型心绞痛是由于冠状动脉粥样硬化造成冠状动脉管腔狭窄导致的心肌供血不足，劳累、情绪激动等引起心肌耗氧量增加时可出现心绞痛发作，严重时血管闭塞发生心肌梗死，导致心肌细胞坏死。

冠状动脉支架的作用主要是改善心肌的供血，使以前狭窄的冠状动脉处于撑开扩张的状态，让远端能够更好地恢复血供。就好比隧道坍塌阻塞公路车辆无法通行，我们用钢筋水泥将其支撑起来，坍塌的隧道就可以恢复通车。

如果患者按医嘱服用药物治疗可以控制及改善心绞痛症状，那么可以继续选择规范的药物治疗。如果出现了药物控制不佳、心绞痛症状加重或者发作次数频繁、缓解的时间延长等情况，则需要考虑冠状动脉粥样硬化斑块出现了不稳定的情况，评估病情后应行冠状动脉造影检查，必要时植入冠状动脉支架。通过冠状动脉支架的植入不仅能改善冠状动脉供血、减少或消除心绞痛症状，还能减缓稳定型心绞痛病情进展及恶化。

总结起来，有缺血、有狭窄、有症状的稳定型心绞痛才需要植入冠状动脉支架。

（李爱勇　娄　妍）

12 打太极拳对稳定型心绞痛有好处吗

日常生活中，劳累、情绪激动、饱食、受寒、阴雨天气等都可能诱发心绞痛。值得引起重视的是，心绞痛可进一步发展成心肌梗死，发病年龄逐渐年轻化。因此，中老年人和年轻人都应警惕心绞痛，有疑似症状时，要尽早去医院。平时可以选择太极拳作为运动项目，对预防心绞痛发作有一定作用。

太极拳为何能预防心绞痛？原因是在练习太极拳时讲究意念与动作相配合，是动作比较和缓的运动，可以提高人体神经系统的协调功能，达到调节心律、降低血压、缓解紧张情绪等效果。

太极拳通过缓慢、细长、均匀的腹式呼吸，使胸腹压变化增大，有助于静脉血回流心脏，增加心脏每次收缩的搏出量。在运动过程中，下肢肌肉的交替放松与收缩也可促进下肢血管中的血液加速回流。此外，经常打太极拳还能够增加动脉血管弹性，增强心肌收缩力量，有助于改善心肌代谢，提高心肌的工作能力和心脏的代谢功能，还能增加心肌的毛细血管数量，使冠状动脉狭窄和阻塞段两端的分枝血管扩张从而建立侧支循环，心脏的血液供应得到改善，进而减轻心绞痛症状。此外，还能提高血液的纤维蛋白溶解活性，防止血栓形成，对预防冠心病很有帮助。

练习强度以稍感疲劳为宜。有基础疾病的中老年人在练习太极拳前要做好准备活动，运动量应以不心慌、不气促为度，锻炼的强度不能超过自己的承受能力，以稍感疲劳为宜。在练习时，如出现心悸、胸闷等不适症状，应立即停止练习。

这里还要提醒的是，预防心绞痛发作还要控制危险因素，积极治疗高脂血症、高血压病、糖尿病等基础疾病，并要保持大便通畅。保持良好的情绪，凡事要心胸开阔，学会淡然处世。要劳逸结合，避免过重体力劳动或突然用力，不要劳累过度，否则会引起心率加快，血压增高，诱发心绞痛。饮食应以清淡为主，不适宜吃高脂、高糖食物，也不宜喝浓茶、咖啡，还要控制盐的摄入，戒烟限酒。

（李爱勇　娄　妍）

第二部分

不稳定型心绞痛

01 不稳定型心绞痛是怎么回事？不稳定有危险吗

不稳定型心绞痛的特点在于"不稳定"，"不稳定"指其冠状动脉内的斑块不稳定，即斑块容易发生溃疡、破裂或出血，继发血小板聚集和血管痉挛，血小板聚集形成局部"保护性血栓"，防止斑块进一步破裂和出血，但是血栓过大会阻塞血管，甚至闭塞管腔，造成血管远端供血的心肌缺血、坏死。不稳定型心绞痛有以下 4 种临床表现。

初发型心绞痛：通常病程在 1 ~ 2 个月内，以前从未发生过心绞痛。休息时、一般活动时或体力劳动时均可发生，一般情况下，平地步行 200 米或登楼一层即可引起，无明显规律性，病情不稳定，发生心肌梗死的概率较高。

恶化型心绞痛：在相对稳定的劳力型心绞痛基础上心绞痛逐渐加重，如疼痛更剧烈、时间更长、1 个月内发作次数增加、硝酸甘油消耗量明显增加，按照心绞痛 CCS 分级至少增加 I 级水平，程度至少为 CCS III。

静息型心绞痛：多发于休息时，持续时间通常大于 20 分钟，是冠状动脉严重阻塞情况下出现的心绞痛，且是最严重的类型。

心肌梗死后心绞痛：急性心肌梗死后 24 小时以后至 1 个月内发生的心绞痛。休息或一般活动时发生心绞痛，发作时心电

图显示暂时性 ST 段抬高。

不稳定型心绞痛是介于稳定型心绞痛和急性心肌梗死之间，又称梗死前心绞痛，属于急性冠脉综合征的一种，若不及时治疗，则会引起心肌缺血坏死，甚至导致心肌梗死，严重者引起猝死。因此，不稳定型心绞痛是有危险的。

注：心绞痛 CCS 分级：Ⅰ级：一般体力活动（如步行和登楼）不受限，仅在强、快或持续用力时发生心绞痛；Ⅱ级：一般体力活动轻度受限，快步、饭后、寒冷或刮风中、精神应急或醒后数小时内发作心绞痛，一般情况下平地步行 200 米以上或登楼一层以上受限；Ⅲ级：一般体力活动明显受限，一般情况下平地步行 200 米或登楼一层引起心绞痛；Ⅳ级：轻微活动或休息时即可发生心绞痛。

（李爱勇　周慧文）

02 着急生气会诱发心绞痛吗

着急生气可能会诱发心绞痛。患有冠心病的患者，其冠状动脉已经有固定的严重狭窄，它的扩张性减弱，血流量减少，对心肌的供氧量相对比较固定。如果心肌的血液供应尚能应付心脏跳动的血液需求，比如休息、心情舒畅、轻微活动时，患者没有症状。但是，如果患者着急生气，那么人体通过神经－体液－内分泌调节系统，使体内肾上腺素的分泌增多。肾上腺素可以增加心血管系统的兴奋性，引起显著的心动过速，血压增高，心肌对氧的需要量增多。这三者总的结果，就是使心脏的负荷增加，此时冠状动脉的血供，不能相应的增加以满足心肌对血液的需求，发生相对性缺血。同时着急生气时交感神经兴奋性增高，并导致肾上腺皮质激素增加，引起血脂、血糖、血液黏度均增高，促进动脉粥样硬化形成，并损伤血管内皮细胞、血管收缩或痉挛、血管内膜下出血及血栓形成、血小板聚集性增高，并使血栓素 A2/ 前列环素比值增高。以上变化加速了冠心病的发生和发展，促使心绞痛发作。因此，着急生气会诱发心绞痛，已经患有冠心病的患者平时心情最好不要太激动，保持心情愉悦。

（李爱勇　周慧文）

03 ▶ 不稳定型心绞痛是血管里长血栓了吗

目前认为血栓形成在不稳定型心绞痛发展中起着非常重要的作用。不稳定型心绞痛的特点在于冠状动脉粥样硬化斑块"不稳定"，这些斑块容易发生破裂或糜烂，引起血管内出血，我们的机体针对血管内出血是有一套止血机制的：一是血管破损后会收缩，以减慢血液流速并促使血液凝固；二是会发生一系列反应，使血小板激活并聚集到受损区域，它们形成血小板血栓，以堵住破损处，这个血小板血栓即为我们通常所说的血栓。血管收缩和血栓形成共同作用，最后引起微血管栓塞。微血管栓塞导致冠状动脉内的血液无法到达心肌细胞，无法给心肌细胞提供营养物质和氧气，这就导致心肌供氧减少和心肌缺血。

因此，不稳定型心绞痛的病理机制是在不稳定粥样硬化斑块破裂或糜烂的基础上，血小板聚集、并发血栓形成、冠状动脉痉挛收缩、微血管栓塞导致急性或亚急性心肌供氧的减少和缺血加重。不稳定型心绞痛患者的血管里血栓形成，是不稳定型心绞痛发生的一个重要环节。

（李爱勇　周慧文）

04 ▶ 不稳定型心绞痛需要马上看医生吗

答案是需要。不稳定型心绞痛是介于稳定型心绞痛与急性心肌梗死和猝死之间的临床表现，属于急性冠脉综合征的一种。相比于稳定型心绞痛，不稳定型心绞痛患者进展为心肌梗死或猝死的风险更高，当我们怀疑自己患有不稳定型心绞痛时，需要马上去医院就诊。

不稳定型心绞痛往往是由于冠状动脉内不稳定斑块破裂，形成微血栓，但血栓没有完全阻塞整个冠状动脉管腔。如果没有得到及时有效的治疗，冠状动脉血管持续阻塞甚至完全闭塞，使相应的心肌发生严重而持久的急性缺血，就会引起心肌梗死。由于体内血栓形成和抗血栓存在相关体系，在没有形成足够大的血栓前，血栓得以被溶解掉，心绞痛就会缓解。因此，不稳定型心绞痛阶段是处置的关键时刻，处置得当，可以避免发生急性心肌梗死，较好地保护心脏、保护心功能。如果处置不当，血栓反复出现，就会造成心绞痛反复发作，甚至引发心肌梗死。根据《中国心血管健康与疾病报告2022》的数据显示，心肌梗死的死亡率整体呈上升趋势，其治疗病程、用药、预后恢复、康复治疗时间都会相应延长。所以对于不稳定型心绞痛，应该积极控制危险因素，把发病风险降到最低，避免发展成为急性心肌梗死，甚至猝死。

（李爱勇　周慧文）

05 ▶ 怎样做能够及时缓解心绞痛

首先，我们需要停止一切活动，平静心情，可就地休息。

其次，平时应随身携带急救药物，如硝酸甘油，如有心绞痛发作即刻舌下含服1片（0.5mg），通常2～5分钟后疼痛可缓解。如果效果不佳，10分钟后再在舌下含服1片硝酸甘油，或者舌下含服速效救心丸15粒，也可口服安定镇静，有条件者吸氧10～30分钟。

最后，若患者连续3次含化无效、胸痛持续15分钟以上，则有可能发生心肌梗死，患者或家属应立即拨打"120"急救电话，送到医院等急救场所。

需要注意的是，患者服药时应采取坐姿，这样可以减少回心血量，减轻心脏负担，使心肌供氧相对满足自身需要，从而缓解病情。平卧位或站位服药均不可取。

如果没有随身携带药品，按摩相关穴位也可以起到一定的辅助作用。

郄门穴：腕掌侧横纹上约5寸的位置。将右手拇指按住左手郄门穴，然后左手腕向内转动45角度再返回，以1分钟60次的速度重复该动作，1分钟可缓解症状。

膻中穴：胸前正中线上，平第4肋，两乳头连线的中点。膻中穴为气会之穴，有宽胸利膈、降逆平喘、调气凝神之功效。现代医学研究证明，刺激膻中穴，无论是按摩还是针灸，均能调节植物神经功能，松弛血管平滑肌，扩张冠状动脉，改善心肌缺血。从而消除胸痛、胸闷、气短、心慌等心绞痛症状。

内关穴：前臂正中，腕横纹直上2寸，两根肌腱（筋）之间。内关是八脉交会穴之一，刺激该穴可宽胸降逆，补益气血。内关自古以来就是防治心胸疾病的核心穴位，现代研究证实，刺激内关穴可增加冠状动脉血流量，降低心肌耗氧量，缓解心绞痛，增强心肌工作能力，减少心律失常的发生。

无论如何，出现不稳定型心绞痛的征兆时，要及时到医院就诊。

（李爱勇 周慧文）

06 ▶ 不稳定型心绞痛需要吃阿司匹林吗

不稳定型心绞痛是由于动脉粥样硬化斑块破裂或糜烂，伴有不同程度的表面血栓形成、血管痉挛及远端血管栓塞所导致的一组临床症状。阿司匹林是抗血小板治疗的基石，能够在一定程度上预防血栓形成。有数据表明，不稳定型心绞痛患者服用阿司匹林可使心肌梗死的发生率和死亡率降低51%。

因此，无论采用何种治疗策略，所有患者均应在医生的指导下长期口服阿司匹林。对于阿司匹林不耐受的患者，可考虑使用其他抗血小板药物替代。

值得注意的是，有以下情况需慎用阿司匹林。

有药物过敏史。对阿司匹林或其他水杨酸盐过敏，抑或是对阿司匹林中其他成分过敏的人。

哮喘患者。服用阿司匹林可能出现剧烈哮喘。

消化系统溃疡。如果有胃出血、胃溃疡、十二指肠溃疡等疾病，服用阿司匹林会增加出血风险。

血小板低。要明确血小板降低的原因并对应处理，谨慎用药。

需要拔牙或进行手术。通常需要在术前一周停用阿司匹林，以免增加出血风险。

严重的肾、肝、心功能衰竭者。

与甲氨蝶呤合用的患者。阿司匹林会占用甲氨蝶呤作用的蛋白靶点，使甲氨蝶呤的作用降低甚至消除。

妊娠最后3个月的孕妇。

（李爱勇　周慧文）

07 ▶ 不稳定型心绞痛要吃降脂药吗

无论血脂高与不高，不稳定型心绞痛患者均应服用降脂药物，尤其是他汀类降脂药物。

临床上常用的降脂药有他汀类和贝特类两类。动脉粥样硬化斑块的主要形成机制是脂质在血管内皮下的沉积，斑块的主要成分是脂类物质，高血脂的患者更容易形成动脉粥样硬化斑块，所以得心绞痛的患者必须要在医生的指导下吃降脂药，以减轻甚至阻止冠状动脉内的斑块形成进程。但是，往往血脂降至正常或者并没有高血脂症的患者，仍然需要继续吃降脂药，这是因为他汀类降脂药除了能够很好地降低血脂外，这类药物在急性期还能促使内皮细胞释放一氧化氮，有类硝酸酯的作用，远期有抗炎症和稳定斑块的作用，从而抑制斑块破裂急性血栓形成导致的急性心肌梗死的发生，降低冠状动脉疾病的死亡和心肌梗死发生率。

因此，无论基线血脂水平如何，不稳定型心绞痛的患者均应尽早（24小时内）开始服用降脂类药物。他汀类药物在每晚睡前口服效果最好，因为人体合成胆固醇等脂类物质夜间最活跃。

他汀类药物主要不良反应是肝酶异常、轻微肾损伤和肌肉损伤，口服他汀类药物时，应定期复查血脂、肝肾功能和心肌酶学，如果有明显的肝酶增高，超过正常参考值上限的3倍，就要在医生的指导下根据病情换药或停药，同时给予保肝降酶治疗。

（李爱勇　周慧文）

08 中药可以治疗不稳定型心绞痛吗

中药可以治疗不稳定型心绞痛，但需要结合西医治疗。与西医治疗相比，中医治疗注重整体调节，个体化治疗。临床研究表明，中医治疗通过调节血脂、心肌酶、内皮素、肿瘤坏死因子、C反应蛋白等物质，改善血管内皮功能、血流状态及微循环障碍，调整心脏功能，进而有效缓解患者的临床症状，改善预后，提高生活质量。

不稳定型心绞痛在中医里归属"胸痹""心痛"范畴。汉代张仲景最早提出"胸痹"的病名，并将该病的病机总结为"阳微阴弦"，后世医家在此基础上多有发挥。目前多数医家认为该病乃本虚标实之证，在心气血阴阳不足或肝肾脾功能失调的基础上，痰浊、血瘀、气滞、寒凝作用于机体，从而导致本病的发生。大量的临床实践表明中医治疗不稳定型心绞痛有较好的疗效。

我院心血管科一直致力于中医药治疗不稳定型心绞痛的相关研究，提出益气逐瘀法治疗不稳定型心绞痛，历经20余年的临床与基础研究，研制出院内制剂——参元益气活血胶囊，在临床上治疗冠心病，特别是不稳定型心绞痛获得良好疗效，现已成为科室诊疗常规。深入研究显示其在保护血管内皮、防治缺血再灌注损伤、围手术期心肌保护等方面具有明确的作用。

（李爱勇　周慧文）

09 活血化瘀的中药可以治疗心绞痛吗

活血化瘀的中药可以治疗一部分心绞痛。心绞痛患者可被归入中医"胸痛"范畴中，针对此类患者的治疗，掌握其病机是关键所在。《金匮要略·胸痹心痛短气病脉证治第九》中所言："夫脉当取太过不及，阳微阴弦，即胸痹而痛，所以然者，责其极虚也。今阳虚知在上焦，所以胸痹心痛者，以其阴弦故也。"现代医家认为阳微指气虚、血虚、阴虚、阳虚，阴弦为气滞、血瘀、痰阻、寒凝等，两者共同导致心脉痹阻，不通则痛，从而导致心绞痛反复发作。《黄帝内经·素问痹论》中所言："心痹者，脉不通。"因此，心绞痛的核心病机在于心脉瘀阻，所有治疗方法均以畅通患者的心脉为主，这也是目前临床应用的大法。

临床上有学者运用活血化瘀的中药治疗心绞痛，研究显示，在常规西药治疗的基础上，加用活血化瘀中药能够进一步提高患者的治疗总有效率、降低心绞痛的发作频率、预防急性心肌梗死的发生。临床上常用的活血配方为：丹参、川芎、红花等，具体使用方药、剂量、服用方法等需在医生的指导下根据患者具体的证型进行辨证论治。

（李爱勇　周慧文）

10 ▶ 三七可以治疗心绞痛吗？怎么吃才能发挥最佳的效能

三七可以用于治疗心血瘀阻证所致的心绞痛，在辨证准确的情况下能发挥最大功用。

三七别名田七、滇七、参三七、汉三七，主产云南、广西等地；属于活血化瘀类中药。《本草纲目》言：三七可"止血，散血，定痛。亦主吐血，衄血，下血，血痢，崩中，经水不止，产后恶血不下，血运，血痛，赤目，痈肿，虎咬，蛇伤诸病"。《中国药典》记载三七功效："散瘀止血，消肿定痛。用于咯血，吐血，衄血，便血，崩漏，外伤出血，胸腹刺痛，跌扑肿痛。"

心绞痛属于西医疾病名称，根据其症状表现，属于中医"胸痛、心悸"等病范畴，其病理性质属于本虚标实，即心气血阴阳虚衰为本，血瘀、痰浊为标。心绞痛有一大部分病因是血瘀，即以心血瘀阻为主证。三七，味甘、微苦，性温，具有活血行血的功效，治疗血瘀不行阻滞所致的心胸疾病。

虽说三七活血行血之力强，可用于血瘀诸症，但实际情况中每位患者的证型并不一定相同，其中不乏各种兼夹证候，故临床用药时需考虑应用多味药物以组成合适方剂应用。如此达到标本兼治，诸症兼顾的效果。所以三七的最佳服用方式应是在辨证准确的条件下，多药联合，组方应用。如气虚血瘀证，可配伍益气之黄芪、党参；气滞血瘀证，可配伍枳实、青皮。另外，品质优良的三七粉可以单独食用，食用方法分为生食与熟食，通常是研粉吞服，也可以用酒水泡制或煲汤服用。生三七粉多以活血化瘀为主，熟三七以补血为主。当三七研粉服用时，粉末打得越细越好，若用三七研粉煲汤最好将三七洗净切成薄片，更有利于有效成分被煮出。若选择泡酒饮用，最好浸泡时间稍长些。

（李爱勇　李明轩）

11　北京中医医院还有哪些治疗不稳定型心绞痛的好办法

针对不稳定型心绞痛，北京中医医院拥有多种富有中医特色的院内制剂和中医治疗手段。其心血管科中医特色明显，在许心如、魏执真和黄丽娟三位全国名老中医药专家的带领下，历经几十年的不懈传承与创新，建立了胸痹心痛病、眩晕病、心力衰竭病、血浊、真心痛、心悸等一系列具有中医特色的心血管病诊疗规范。

针对不稳定型心绞痛的治疗，我院研发出三参通脉合剂、参元益气活血胶囊等广受好评的院内制剂，不仅疗效显著，而且不良反应小、价格便宜。其中，以益气逐瘀法组方的参元益气活血胶囊是我科治疗不稳定性心绞痛的院内制剂，既往临床研究表明其治疗不稳定型心绞痛具有较好的临床疗效。在组成方面，参元益气活血胶囊方中重用黄芪和党参补气扶正；搭配土鳖虫、水蛭破血逐瘀，丹参活血祛瘀；另加元参育阴软坚，元胡行气活血。全方扶正益气与破血逐瘀同用，可有效治疗气虚血瘀型的不稳定型心绞痛。还有穴位贴敷，耳穴压丸，艾灸等方法，均有一定的临床疗效。

（李爱勇　李明轩）

12 不稳定型心绞痛需要做支架吗

不稳定型心绞痛患者是否需要做支架，要根据患者临床症状、药物治疗效果和冠状动脉造影检查的结果来判断。

不稳定型心绞痛有以下情况时强烈建议行冠状动脉造影检查：①近期心绞痛反复发作，胸痛持续时间较长，药物治疗效果不满意者可考虑及时行冠状动脉造影检查，以决定是否急诊介入性治疗或急诊冠状动脉旁路移植术 (CABG)。②原有劳力性心绞痛近期内突然出现休息时频繁发作者。③心肌梗死后心绞痛者。④原有陈旧性心肌梗死，近期出现由非梗死区缺血所致的劳力性心绞痛。⑤严重心律失常、LVEF < 40% 或充血性心力衰竭。

⑥近期活动耐量下降明显，频繁心绞痛发作。

不稳定型心绞痛是心绞痛的一种特殊类型，由于冠状动脉内粥样硬化斑块性质不稳定，容易破损形成血栓，导致急性心肌梗死发生。所以出现不稳定型心绞痛，最好尽快做冠状动脉造影检查。明确冠状动脉狭窄的部位和范围大小，如有严重性狭窄应尽快植入支架，开通狭窄的血管；再配合抗血小板药物、他汀类药物治疗。这样可以有效预防心肌梗死的发生，对已经发生的急性心肌梗死也需要尽快在最短的时间内植入支架，尽早恢复冠脉血流、避免心肌梗死范围的扩大。

不稳定型心绞痛危险性大，预后较差，患者应及时前往正规医院就诊，医生通过全面检查和评估给予专业建议。

（李爱勇　李明轩）

13 ▶ 不稳定型心绞痛患者做支架好还是做搭桥手术好

两种方法对应不同的适宜人群，适合患者的治疗方法就是最好的方法。

药物治疗、介入治疗和外科手术治疗，是冠心病现代治疗的三条主线。冠心病稳定型心绞痛和急性冠脉综合征，因其背景和发生的机制不同，在治疗选择方面也有很大差异。冠状动脉介入治疗与冠状动脉搭桥手术是冠心病患者进行血运重建的两种重要手段，各有所长，不能相互替代。

对于冠状动脉简单病变者首选支架介入治疗，而对于冠状动脉病变复杂、支架治疗不能达到完全血运重建者，则应该做搭桥手术。另外，手术方式的选择要根据患者一般情况、是否有并发症等多种因素，综合考虑其安全性、近期疗效、远期疗效和效价比等，才能使诊疗方案最优、患者获益最大。

支架和搭桥的不同在于解决问题的原理不同。支架就是直接在这个狭窄血管的狭窄处放1个或串联植入几个支架，将狭窄部位，连接血管的血管支撑起来，保证血流的通畅。搭桥是用人体另外一根或几根血管直接跨过狭窄部位，连接血管的两端，使血液直接从这个新的血管内走，好比一条路出现了断裂或者塌陷，在这个地方修一座桥以保证路的畅通，因此被称为"搭桥术"。

心脏搭桥手术适应证。左主干病变；三支及以上的血管发生弥漫性病变，狭窄严重；合并症较多，如糖尿病导致的血管病变较严重等。

心脏支架手术适应证。急性心肌梗死；冠状动脉造影提示血管有75%以上狭窄等。手术方式的选择需要根据具体情况而定，一切以患者健康利益为基准。

（李爱勇 李明轩）

14 狭窄的血管安装了支架还会再次狭窄吗

所有的冠心病患者，无论是患有心绞痛还是心肌梗死，如果不注意积极控制病情，即使安装了支架，仍然存在心血管发病危险。不论是在术后一年内，还是随后更长的时间，都需要坚持改善生活方式，坚持规范用药，否则很容易再次发生心绞痛，甚至可能再次发作心肌梗死。

病情仍有可能反复的原因首先在于安装了支架并不能去除引起血管狭窄的各种危险因素，也就是我们经常说的"三高"——高血脂、高血压、高血糖（糖尿病），以及吸烟、肥胖、生活没有规律等。这些都需要患者自己去主动改变饮食和生活习惯，并配合医生进行药物治疗，将血脂、血压、血糖都稳定在目标范围内。如果上述问题没有得到很好的控制或者没有得到及时的纠正，那就可能在支架植入的地方再次形成斑块，导致血管发生支架内再狭窄。也有部分患者因为植入金属支架，对血管内的"异物"过度反应，平滑肌及内皮过度增生，发生再狭窄。总体上说，现在的药物洗脱支架[1]已经大大地降低了再狭窄的发生率，再狭窄的发生率约为5%。

---

[1] 药物洗脱支架：药物可控释放的支架。能减少血管壁对损伤修复过程中内膜的过度增生造成的再狭窄，常用于血管狭窄的治疗。

冠心病患者的动脉血管里很可能不止一个病变部位有血管狭窄，在其他部位的血管也可能会有斑块和狭窄。其他部位的这些斑块同样存在发生破裂或者侵蚀的可能，也会引起局部血栓形成，从而再次形成心绞痛或心肌梗死。

所以，即便是在植入支架以后，仍要遵从医嘱进行用药，并定期去医院随访，监测各项指标的变化情况，包括血压、心率、血脂、血糖等。以便于医生了解病情，评估疗效，及时调整用药的方案。

（李爱勇　李明轩）

15 做了支架植入术可以不再吃药了吗

不可以，需要长期坚持服用合适的药物。

支架植入术只是开通血管的一种方式，它无法根治冠心病。当冠状动脉内狭窄超过 75% 以上，血流阻塞非常明显，患者会有典型的心绞痛症状。因此，冠状动脉支架的植入是非常有必要的。冠状动脉支架植入以后，最重要的是要进行长期的药物治疗，主要有以下 3 类药物。

抗血小板治疗。患者要服用阿司匹林、氯比格雷、替格瑞洛等药物，并根据患者耐受情况，进行相应的调整。

他汀类药物。主要起到降脂、稳定斑块的作用。

控制危险因素的药物。高血压和糖尿病都属于冠心病的危险因素，需要用此类药物来进行控制，防止病情进一步发展。

此外，保持健康的生活方式：①合理膳食：控制钠和脂肪的摄入，多进食蔬菜、水果和谷类。②戒烟限酒：彻底戒烟并远离二手烟，严格控制酒精摄入。③控制体重：将 BMI（体质指数）维持在 18.5 ~ 23.9kg/m^2。④睡眠管理：保证睡眠时间和质量，必要时服用助眠药物。⑤情绪管理：保持心态平和，避免焦虑抑郁。积极控制各项危险因素，如合并高血压、糖尿病、血脂异常等危险因素的患者，积极控制血压、血糖、血脂水平等，也是非常重要的手段。

（李爱勇　李明轩）

16 不稳定型心绞痛患者可以参加哪些运动

运动训练作为心血管病干预措施之一，其益处已经得到众多研究的充分证实。但是不稳定型心绞痛患者的运动何时开始？如何进行？是广大患者需要面对的实际问题。根据不稳定型心绞痛的危险分层、不同治疗策略及转归，各大权威学会都给出了不同的运动训练推荐及要求。

不稳定型心绞痛发作期需要尽快住院救治，并且需要静卧休息，是运动试验以及运动训练的禁忌证。对于进行冠状动脉血运重建后病情稳定者，在实施运动试验后，可以按照经皮冠状动脉介入术（PCI）或冠状动脉旁路移植术（CABG）的有氧运动与抗阻运动在专业医生的指导下规范进行。但在运动前必须进行充分的评估与危险分层，制定合理的运动处方，运动期间实施细致的医学观察和心电监测，并根据情况变化调整、改进运动处方以减少运动期间心血管的并发症。对于血运重建后没有实施运动试验病情稳定的患者，应在密切观察下保守地开展运动训练。

总之，当平稳度过急性发作期之后，应该在专业医生或专业康复师的指导下有序适当地进行活动、锻炼，以利于提高不稳定型心绞痛患者的生活质量。锻炼的方式有以下 3 种。

关节活动度的锻炼。可以联系专门的针对心脏病患者制作的弹力操或者是太极拳，改善患者的关节活动度和柔韧度。

平衡功能的锻炼。老年患者得了不稳定型心绞痛以后往往会出现心慌、胸闷，甚至是头昏、乏力，走路出现不稳定的症状，这时候可以做一些平衡运动，如下蹲或者是扭身等动作。

做一些有氧运动。有氧运动采取循序渐进、量力而行的方式，最早我们可以持续 10 分钟，再逐渐延长 30 ~ 50 分钟，活动的方式主要采取慢步走到快步走。一定要切记，一旦心绞痛发作，一定要就近休息，停止当前的运动。

（李爱勇　李明轩）

17 安装了心脏支架后可以做磁共振吗

安装心脏支架后可以做磁共振检查。

心脏支架是治疗冠心病的一种有效方法，植入支架以后可以使狭窄或者闭塞的血管开通，心肌的供血改善。有些患者可能会担心植入支架以后做磁共振检查（MRI）会导致支架的位置发生变化，实际上这种担心没有必要。

国际上五大权威部门在 2010 年发布的心血管 MRI 专家共识声明中提到：几乎市面上的所有冠状动脉支架和外周动脉支架都经过测试，并且已经注明 MRI 安全。植入这些支架的患者可以在植入后的任何时候做 MRI 检查。早期的外周动脉支架可能存在弱磁性，对此，就有必要进行安全性评估，但有证据表明这些弱磁性支架植入 6 周后患者行 MRI 检查是安全的。

其实并非所有金属都是有磁性的，有磁性的是铁、钴、镍等金属，而多数金属并不会被磁场所吸引，就更谈不上移位的可能。支架的金属丝远比想象中的细，就算含有部分磁性金属也不会产生太大的引力，磁场的引力还是会小于支架与血管间的特殊摩擦力。体外研究中多数金属支架都会在磁场作用下发热，部分温度甚至会升高 1℃以上。但是多数学者认为体内流动的血液会带走部分热量，轻微的温度升高并没有不良影响。

总之，目前的支架材料不会受到 MRI 的影响，而且支架一旦植入，以后会和血管的内壁紧密地结合在一起，位置不会再发生变动。所以，如果患者植入冠状动脉支架需要做 MRI 检查，可以放心地检查，不需要担心支架移位的问题。

若患者行支架植入手术较早，或植入某些特殊类型的支架，对于 MRI 检查无法确定是否耐受，可向手术实施单位索要支架说明书或是其他介绍说明材料。

（李爱勇　李明轩）

第三部分

急性心肌梗死

01 心肌梗死是怎么回事？有生命危险吗

心肌梗死是由于供养心脏的血管，即冠状动脉突然堵塞，造成心肌持续性缺血引起的心肌坏死。情绪激动、身体过于劳累、暴饮暴食、感染、手术等容易诱发此病，有时甚至可能在睡眠中发病。心肌梗死可导致致命性心律失常、心力衰竭、心源性休克甚至猝死。

急性心肌梗死的主要症状有剧烈胸痛/胸闷（常呈压榨性）、大汗、气短、濒死及恐惧感，还可能有皮肤湿冷、呼吸困难、恶心、呕吐、上腹胀痛等症状。急性心肌梗死的救治须争分夺秒——"时间就是心肌，时间就是生命"。一旦出现心肌梗死症状，特别是持续的胸痛不能缓解，需要根据病情选择合理、舒适的体位，避免用力活动；如果身边有硝酸甘油等急救药，应迅速舌下含服，尝试缓解胸痛；同时及时拨打"120"急救电话，寻求紧急救治，切忌联系子女驾车带患者前往医院，或自行打车去医院就医，私家车、出租车上没有急救药品和设备，如果患者发生恶性心律失常或猝死，无法进行抢救。到达医院后告知医生发生胸痛有多长时间了，疼痛的部位、感觉等，如实回答医生询问的问题，帮助医生判断疾病情况和发病时间，给出最优治疗方案。治疗原则是尽快开通梗死血管，挽救濒死的心肌，保护心脏功能，及时处理各种并发症。

急性心肌梗死的发病率和死亡率随年龄的增加而增加，40岁开始显著上升，其递增趋势近似于指数关系。国家卫生健康委发布的数据显示，我国每年突发急性心肌梗死的患者约100万人，未经医院治疗的心肌梗死死亡率为20%～30%，经临床救治的心肌梗死患者仍有10%左右死亡，因此心肌梗死目前依然是严重威胁我国人民群众生命健康的重大疾病。

（邢文龙　刘子豪）

02　中医如何认识心肌梗死

中医认为心肌梗死属于"真心痛"范畴，是胸痹进一步发展的严重情况，其特点为剧烈而持久的胸骨后疼痛，伴心悸、水肿、肢冷、喘促、汗出、面色苍白等症状，甚至危及生命。中医很早就开始认识心肌梗死，对急性心肌梗死的记载和论述较为丰富。《灵枢·厥病》："真心痛，手足青至节，心痛甚，旦发夕死，夕发旦死。"早在《黄帝内经》成书的汉代，古代医家就认识到了真心痛预后不良。医圣张仲景《金匮要略》中有胸痹心痛专篇，认为"阳微阴弦"为其主要病机，并提出瓜蒌薤白白酒汤等9首处方，奠定了胸痹心痛的治疗基础。隋代巢元方所著《诸病源候论·心病》中指出："心为诸脏主而藏神，其正经不可伤，伤之而痛为真心痛。"再次指出了真心痛的发病情况。

中医认为本病发病原因与年老体衰、阳气不足、七情内伤、气滞血瘀、过食肥甘、劳倦伤脾、痰浊化生、寒邪侵袭、血脉凝滞等因素有关。本虚是发病基础，发病条件是标实。如寒凝、气滞、血瘀、痰浊，闭塞心脉，心脉不通，出现心胸疼痛（心绞痛），严重者部分心脉突然闭塞，气血运行中断，可出现心胸猝然大痛，而发为真心痛（心肌梗死）。

心痛是真心痛最早出现、最为突出的症状，其疼痛剧烈、难以忍受且范围广泛，持续时间长，患者常有恐惧、濒死感。因此，在发作期间常选用有效止痛作用药物，以迅速缓解心痛的症状。治疗方面根据疾病的阴阳、表里、寒热、虚实等方面辨证论治，气虚血瘀者治以益气活血、通脉止痛；寒凝心脉者治以温补心阳、散寒通脉；正虚阳脱者治以回阳救逆、益气固脱。恢复期治以可参照胸痹心痛病辨证施治。

（邢文龙　刘子豪）

03 心肌梗死有哪些诱发因素

部分心肌梗死患者发病前有诱发因素，了解这些诱发因素并在生活中注意避免，可以减少心肌梗死的发生。比较常见的诱发因素有以下 7 种。

劳累：竞技性运动（追赶、冲刺等）、负重登楼、锻炼过度、连续的脑力活动而缺乏休息等，以及过重的体力劳动，都可使心脏负担加重，心肌需氧量突然增加，而冠心病患者的冠状动脉已发生硬化、狭窄，不能充分扩张而造成心肌缺血。剧烈体力负荷也可诱发斑块破裂，导致急性心肌梗死。

情绪激动：愤怒、紧张、大悲大喜等激动的情绪均可使血压升高、心率加快，从而加重心肌缺血，或者导致斑块破裂，血栓形成，堵塞冠状动脉。

饱餐：饮食后人体代谢会大大增加，心率会加快，暴饮暴食后血液大量分流至消化系统，进一步使冠状动脉供血减少。进食大量含高脂肪高热量的食物后，血脂浓度突然升高，导致血黏稠度增加，血小板聚集性增高。在冠状动脉狭窄的基础上形成血栓，引起急性心肌梗死。

大量吸烟：烟草中的有害成分会损伤冠状动脉的内皮细胞，进而引发冠状动脉痉挛或增加心肌耗氧量，从而导致冠状动脉血栓形成引起心肌梗死。

寒冷：寒冷导致人体交感神经兴奋，引起血管收缩、血压升高、心率加快，从而增加心肌耗氧量并减少冠状动脉供血量。因此，冬季是急性心肌梗死的高发季节。

便秘：用力排便和屏气，导致腹内压、胸内压和血压升高，这不仅影响血液流动，也增加了心脏的负担，可能诱发斑块破裂，形成血栓。

手术、创伤：手术、创伤情况下，人体神经和内分泌平衡失调。手术中麻醉造成的低血压、创伤大出血造成的血容量不足都会导致冠状动脉供血量减少，导致心肌梗死。

（邢文龙　刘子豪）

04 心肌梗死有哪些症状

胸痛是心肌梗死最常见的症状之一，位置在左胸心前区或胸骨后方，多疼痛剧烈而持续时间较长，性质多为闷痛或压榨样疼痛（绞痛）。感觉像被人往胸口重重地打了一拳，或者胸口压了一块大石头。休息和含服硝酸甘油都不能使这种胸痛得到彻底缓解，部分患者还伴有烦躁不安、出汗、恐惧或濒死感。

除胸痛外，有些患者可出现不典型症状：

消化系统症状：有约30%的急性心肌梗死患者出现消化系统症状，表现为腹部胀气、呃逆、腹痛、恶心、呕吐、腹泻等，主要是因为心脏病变刺激迷走神经，或病变在心脏下壁，引起胃肠道反应所致。易被误诊为消化不良、急性胃肠炎。

呼吸系统症状：有的急性心肌梗死患者只感觉胸闷、憋气，或自认为气不够用，易被误诊为肺或气管疾患。

神经系统症状：有的急性心肌梗死患者表现为突然言语不清、一侧肢体瘫痪、意识不清、抽搐，主要是因为急性心肌梗死发作时，心排血量急剧下降，导致脑供血不足，尤其是原有脑动脉硬化的老年人，更易发生脑循环障碍。易被误诊为脑血管疾病。

部分患者会出现心律失常，多发生在起病的 1～2 周内，以 24 小时内多见，前壁心肌梗死易发生室性心律失常，下壁心肌梗死易发生心率减慢、房室传导阻滞等；原发性心室颤动是急性心肌梗死最常见的致命性心律失常。少数患者无明显胸痛症状，一开始即表现为休克或心力衰竭。急性心肌梗死时由于剧烈疼痛、恶心、呕吐、出汗、血容量不足、心律失常等可引起低血压，大面积心肌梗死时心排血量急剧减少，可引起心源性休克，收缩压 < 80mmHg，面色苍白，皮肤湿冷，烦躁不安或神志淡漠，心率增快，尿量减少（< 20mL/h）。心力衰竭多表现为呼吸困难、咳嗽、口唇发紫、烦躁等症状。

心肌梗死是临床常见的急危重症，任何出现胸痛或其他不典型的症状，怀疑可能是心肌梗死的时候，均应该立即设法求助急救系统，尽快到医院救治。

（邢文龙　刘子豪）

05 如果在家发生胸痛，怀疑心肌梗死，应该怎么做

当怀疑心肌梗死发生时，要牢记"时间就是心肌、时间就是生命"，分秒必争，尽快送至医院。首先应当立即呼叫"120"急救中心，准确说出自己的家庭地址和病情；注意切忌先打电话找子女、亲戚或朋友，更不要自行前往医院，以免在路途中出现

意外而无法进行抢救。在救护车到来之前，应让患者绝对卧床休息，松解领口，室内保持安静和空气流通，不可搀扶患者走动或乱加搬动以免加重病情。有条件可在家中立即吸氧，监测血压和心率，如果血压正常，可以考虑使用硝酸甘油等心脏急救药品。如患者发生休克（面色苍白、手脚凉、意识恍惚、血压下降），应把患者头放低，足稍抬高，以增加头部血流。禁食，少饮水，注意保暖。若患者突然意识丧失、脉搏消失，应立即进行胸外按压和人工呼吸。如果发现血压偏低，不要随便服用硝酸甘油，这是因为硝酸甘油可以扩张冠状动脉血管，当患者低血压或者下壁心肌梗死时，硝酸甘油会进一步降低血压、减少冠状动脉灌注，加重心肌缺血。

在前往医院的过程中应遵循以下基本原则：

就近治疗。时间就是心肌、时间就是生命。急性心肌梗死不同于慢性病，一定要选择就近治疗。

一定要去急诊科。现在的多数医院都有胸痛中心，可以开启绿色通道，并且备有很多常用设备，如心电图、抽血化验仪器、心电监护仪器等，一站式诊治，避免在做检查的路上发生猝死。

及时手术，不要犹豫。急性心肌梗死最有效的治疗就是进行急诊冠状动脉介入手术，开通闭塞的血管，恢复心肌的血液供应；当医生建议行心脏介入手术时，千万不要犹豫，尽早开通血管才是最重要的。

（邢文龙　刘子豪）

06 心肌梗死是心脏的血管被血栓堵死了吗

这一说法并不完全准确。我们通常所说的急性心肌梗死是由于冠状动脉供血突然减少或中断，对应的心肌细胞发生缺血缺氧而坏死。造成冠状动脉供血出现问题的原因主要是急性的血栓堵塞了冠状动脉，但不仅是血栓，还可以是血管痉挛。冠状动脉粥样硬化病变时，如果粥样斑块破裂，就会导致血管内急性血栓形成，使管腔发生闭塞，发生急性心肌梗死。但也有一部分急性心肌梗死的患者，冠状动脉造影检查结果可完全正常，常见于吸烟、酗酒的中青年人，这部分人心肌梗死的原因是冠状动脉持续痉挛造成的。

（邢文龙　刘子豪）

07 心肌梗死的患者要放支架吗

介入治疗是目前治疗心肌梗死最有效的治疗方法。如果是急性心肌梗死的患者，能在起病的 12 小时之内进行支架植入，使闭塞的冠状动脉再通，心肌得到再灌注，濒临坏死的心肌可能得以存活，使坏死范围缩小，减轻梗死后的心肌重塑，改善预后。如果患者经过冠状动脉造影发现冠状动脉内血栓负荷极重，植入支架可能会带来一些比较差的预后，如病变血管无复流等，此时可以暂时不进行支架植入，给予强化药物治疗，待患者斑块稳定之后，通常在一周之后再进行冠状动脉造影和必要时的支架植入。如果是陈旧性心肌梗死的患者，根据患者心肌缺血的症状和冠状动脉的病变情况，也可以选择进行支架植入治疗。如果经过冠状动脉造影发现冠状动脉血管血流暂时畅通，但狭窄病变严重，介入治疗手术复杂、难度较高、风险较大，与外科治疗比较获益较小，也可以选择心脏外科搭桥治疗。

心肌梗死并不是只有动脉硬化斑块破裂形成血栓这一种原因，也有一部分心肌梗死继发于心肌氧供失衡，导致缺血，这一类往往经过冠状动脉造影并没有明显的血栓形成或血管闭塞，治疗上以控制原发病为主，并不一定需要植入支架。因此，心肌梗死患者需要专业的心内科医生在评估病情后再决定是否需要植入支架。

（邢文龙　刘子豪）

08 心肌梗死溶栓和支架哪个治疗方法好

溶栓治疗和经皮冠状动脉介入治疗（也就是常说的支架）是目前临床上治疗急性心肌梗死的主要手段。溶栓，是指依靠静脉输注溶栓药物的方式让血栓溶解，从而恢复血流。溶栓前要充分评估患者的溶栓适应证，是否存在溶栓禁忌证。支架治疗也叫作经皮冠状动脉介入治疗，是指通过冠状动脉造影发现闭塞的血管，通过器械恢复血流。

以上两种方法都有可能实现梗死血管的再通和缺血心肌的再

灌注，但两者也有差异。首先，溶栓治疗仅适用于急性 ST 段抬高型心肌梗死，而介入治疗还可以治疗急性非 ST 段抬高型心肌梗死。对于患者来说，溶栓的禁忌证远多于介入治疗。对于高龄、生命体征不平稳的患者，介入治疗的获益高于溶栓。其次，对医院和医生的要求上，介入治疗的要求更高，因此溶栓在基层医疗机构更为普及。有研究显示，在心肌梗死发生的前 3 个小时内进行溶栓和介入治疗的效果相当，随着时间的延长，溶栓的获益不如介入治疗。因此，总体来说支架（介入）治疗优于溶栓治疗。

（邢文龙　刘子豪）

09 心肌梗死的最佳治疗时间窗是多长时间

对于急性心肌梗死患者来说，时间就是心肌、时间就是生命，越早接受治疗就会有越大的获益和越好的预后。急性心肌梗死根据心电图表现可以分为 ST 段抬高型心肌梗死和非 ST 段抬高型心肌梗死，这两种心肌梗死都是治疗越早越好，但不同类型的时间窗也有所不同。

溶栓和介入治疗时间窗为 12 小时。如果心肌梗死发病已经超过 12 小时，患者症状已经缓解或者消失，可能存在血管再通或者心肌彻底坏死，此时不建议进行介入治疗。在特殊的情况下，如果患者发病在 12 ~ 24 小时之内，患者仍然存在着持续或者反复发作的缺血性胸痛，心电图有 ST 段抬高，此时进行介入治疗仍然有效。再灌注治疗的时间越晚，患者的风险越高、预后也越差。一旦超过 24 小时只能暂时选择内科药物保守治疗，待 7 ~ 10 天后心肌梗死逐渐恢复方可进行冠状动脉造影检查，必要时进行支架手术或者冠状动脉搭桥手术。相关研究显示在心肌梗死发生的前 3 小时内进行溶栓和介入治疗的效果相当，随着时间的延长，溶栓的获益不如介入治疗。此外，如果溶栓治疗成功则需进行常规冠脉介入治疗，如果溶栓未成功应进行挽救冠脉介入。一般来说，首次医疗接触到开通血管的时间以小于 120 分钟为宜，而患者到达医院大门的时间距离开通血管的时间应小于 90 分钟。

非 ST 段抬高心肌梗死是不能进行溶栓治疗的，但其治疗也是越早越好，相对 ST 段抬高心肌梗死而言，没有严格的窗口期。建议尽量在发病 24 小时以内尽快进行冠状动脉造影检查，根据冠状动脉造影情况手术干预病变血管。如果所处医院不具备急诊介入诊疗条件也可以先用药物治疗，等病情相对稳定后转至上级医院再进行冠状动脉造影和支架手术。

（邢文龙　刘子豪）

10 ▶ 哪些抗血栓的药物可以治疗急性心肌梗死

在治疗急性心肌梗死的过程中，临床所用抗血栓药物为抗血小板聚集药物、抗凝药物和溶栓药物。

在急性心肌梗死的治疗中，抗血小板聚集药物是基本药物之一。作为最广泛使用的抗血小板药物，阿司匹林拥有众多的循证医学证据。在急性心肌梗死时一般会进行双联抗血小板聚集药物治疗，即在使用阿司匹林的同时还要使用另一种抗血小板聚集药物，临床常用的有硫酸氢氯吡格雷、替格瑞洛等。这两种药物都可以使用。需要注意的是，有一部分患者存在氯吡格雷基因抵抗，应用氯吡格雷效果往往不佳，会影响服药的效果。因此，对于应用氯吡格雷的患者都应该进行血栓弹力图测定或分子生物学氯吡格雷基因检测。如果检查结果确实提示基因抵抗，那便需要更改为替格瑞洛进行治疗。

抗凝在急性心肌梗死的治疗中也是非常重要的。由于普通肝素需要定期监测凝血，目前一般应用低分子肝素、璜达肝癸钠或比伐卢定进行抗凝治疗。由于抗凝治疗存在较高的出血风险，因此需要临床医生严格把握适应证和用量，密切关注患者病情。

在ST段抬高型急性心肌梗死患者发病12小时内，可以应用溶栓药物进行溶栓治疗，一般常用的有尿激酶、重组尿激酶原、阿替普酶等。溶栓治疗也需要临床医生严格把控适应证、禁忌证、关注患者溶栓后的反应。

（邢文龙　刘子豪）

11 ▶ 中药可以治疗急性心肌梗死吗

在大家心目中，中医经常是"慢郎中"的形象，只能用于治疗慢性病、调理身体，不能用于急症的救治。实际上，从中医的发展历史来看，这种说法是不对的，中医在古代更多的是用于治疗急症、重症，中医药在急救方面一直很有特色。小柴胡汤、麻黄汤、大承气汤、生脉散、银翘散等都是治疗急症的有效方剂，至今仍在临床广泛应用。

中药也是可以治疗急性心肌梗死的。刘红旭团队多项流行病学调查研究结果显示，中药静脉制剂、中成药、汤药治疗急性心肌梗死具有降低病死率、改善临床症状、改善生存质量等作用。刘力生教授牵头的中国心脏研究1（CCS-1）结果显示，应用复方丹参注射液治疗急性心肌梗死可能降低病死率。

2021年8月11日，中国中西医结合学会批准发布了《急性心肌梗死中西医结合诊疗指南》（T/CAIM 001—2021）团体标准，对急性心肌梗死的中西医结合诊疗进行了规范。对于急性胸痛患者，可以选用复方丹参滴丸、速效救心丸、麝香保心丸、宽胸气雾剂等药物改善症状。

中药方剂推荐根据患者情况进行辨证论治。气虚血瘀证患者可用保元汤合血府逐瘀汤，此类患者可使用通心络胶囊、麝香通心滴丸、丹红注射液、注射用红花黄色素等中成药。痰瘀互结证患者可用瓜蒌薤白半夏汤合桃红四物汤，中成药则可选用丹蒌片。气滞血瘀证患者可用柴胡疏肝散合失笑散，中成药可选用复方丹参滴丸、麝香保心丸、丹七软胶囊。寒凝心脉者可用当归四逆汤。气阴两虚证患者使用生脉散合人参养荣汤。正虚阳脱者使用四逆加人参汤。

合并有高血压的患者可用松龄血脉康胶囊，合并高脂血症可联用血脂康胶囊，若存在较高出血风险或口服阿司匹林禁忌证的患者，可考虑使用芪参益气滴丸治疗。合并心力衰竭可静脉应用心脉隆注射液、黄芪注射液、参麦注射液或口服芪苈强心胶囊、芪参益气滴丸等。合并心源性休克可使用参附注射液。合并心律失常可考虑稳心颗粒、参松养心胶囊。若出现冠脉介入术后微循环障碍可使用通心络胶囊，支架内再狭窄可考虑使用通冠胶囊或芎芍胶囊。

需要注意的是，所有的药物均需要在医师指导下使用，切勿盲目用药。

（邢文龙　刘子豪）

12 可以静脉输注中药治疗心肌梗死吗

静脉输注中药在一定程度上可以改善心肌梗死的预后。近年来，中药静脉注射制剂已广泛应用于急性心肌梗死的治疗，在临床与基础方面的研究逐渐增多。横断面临床流行病学调查结果显示，中药静脉注射制剂在降低急性心肌梗死病死率方面具有重要作用。

中药静脉注射制剂在升高血压，治疗及预防心律失常的发生，改善心功能等方面有很好的治疗作用。在再灌注治疗方面，防止溶栓后心肌再灌注损伤，保护心肌方面取得了一定的疗效。刘红旭课题组多项调查研究结果显示，中药静脉制剂有降低病死率、改善患者临床症状等作用。

目前临床常用于治疗急性心肌梗死的中药注射剂有以下 4 类。

益气类：参麦注射液、生脉注射液、黄芪注射液。

活血类：丹参注射液、灯盏花注射液、葛根素注射液、路路通注射液、莪红注射液、丹红注射液。

行气活血类：川芎嗪注射液、复方丹参注射液。

益气活血类：参麦配伍川芎嗪注射液、参麦配伍丹红注射液等。

中国中西医结合学会于 2021 年发布的《急性心肌梗死中西医结合诊疗指南》中列出了多种具有循证医学证据的、可以治疗急性心肌梗死的中药静脉制剂，如丹红注射液、注射用红花黄色素。临床上中药注射液可以治疗心肌梗死，但应该有专业中医师辨证处方且规范化的西药治疗仍然是必须的。

（邢文龙　刘子豪）

13 ▶ 丹参可以用于治疗急性心肌梗死吗

丹参是一味常见的中药，又名红根、大红袍、血参根，为双子叶植物唇形科的干燥根及根茎。丹参味苦，微寒，归心、肝经；具有活血调经，祛瘀止痛，凉血消痈，清心除烦，养血安神的功效，常用于治疗胸痹心痛，脘腹胁痛，症瘕积聚，热痹疼痛，心烦不眠，月经不调，痛经经闭，疮疡肿痛等疾病。丹参最早出现记载于《神农本草经》，书中说道："丹参，味苦，微寒。主心腹邪气，肠鸣幽幽如走水，寒热积聚，破癥除瘕，止烦满，益气。"在中医药治疗急性心肌梗死时，丹参也是一味常用的中药。

现代药理学研究表明，丹参可以改善微循环、引起冠状血管舒张、抑制血栓素形成、抑制血小板黏附和聚集、保护心肌缺血，广泛用于冠心病和其他心血管疾病的治疗。丹参水溶性化合物有抗心肌缺血作用，丹参的总酚酸类成分具有很强的抗脂质过氧化和清除氧自由基等作用。此外，丹参水溶性化合物不仅可以从各个环节减缓动脉粥样硬化进程，也可以改善粥样硬化引起的周围血管内皮细胞功能紊乱。丹参还具有激活纤溶酶原的作用，产生纤溶作用，有抗血栓功能。此外，丹参主要成分丹参酮还具有抑制心肌纤维化的作用。

临床用药中，丹参有"一味丹参，功同四物（四物汤）"之美誉，在古今中医大家治疗胸痹、真心痛等处方中均可见丹参的身影。口服中成药中，复方丹参滴丸、芪参益气滴丸、丹蒌片、冠心宁片等组方中均含有丹参。静脉制剂中丹参注射液、丹红注射液、丹参酮ⅡA注射液均含有丹参。刘力生教授牵头的中国心脏研究1（CCS-1）结果显示，应用复方丹参注射液治疗急性心肌梗死患者可能有益。由此可见，丹参具有一定治疗急性心肌梗死的作用，但需要在医生指导下使用。

（邢文龙　刘子豪）

14 ▶ 心肌梗死后哪些药需要长期吃

发生心肌梗死后，抗血小板药、他汀类降脂稳斑药、β受体阻滞剂与血管紧张素转换酶抑制剂（ACEI）/血管紧张素Ⅱ受体拮抗剂（ARB）需要长期服用，不能擅自停药。

心肌梗死主要是由冠状动脉粥样硬化斑块破裂、血栓形成所致，心肌梗死患者常伴有血小板激活和血管活性物质的释放。对于心肌梗死患者，不论是植入支架或是行冠状动脉搭桥，抗血小板聚集治疗是有效降低冠状动脉再阻塞发生、预防再次发生血栓事件的重要保障。阿司匹林具有较好的抑制血小板聚集作用，是目前冠心病二级预防中抗血小板聚集药物的首选。对于植入支架者，应在阿司匹林的基础上加用氯吡格雷或替格瑞洛，并维持至少12个月。之后，根据临床医生的指导保留一种抗血小板药物。

血胆固醇水平升高可促发动脉粥样硬化形成，而粥样斑块的破裂及血栓形成是急性心肌梗死发生的关键因素。降脂治疗可抑制不稳定粥样硬化斑块的形成，有效抑制斑块炎症的发生。目前降脂药物已成为心肌梗死二级预防治疗的基础。他汀类药物是目前降脂治疗的首选药物，能有效降低总胆固醇和低密度脂蛋白胆固醇水平，且具有延缓斑块进展、稳定斑块及抗炎等作用，从而减少心血管事件发生。

β 受体阻滞剂有利于缩小心肌梗死面积，减少复发性心肌缺血、再梗死、心室颤动及其他恶性心律失常，可改善心肌梗死患者生存率，应尽早应用并长期维持。

ACEI/ARB 可以影响心肌重塑、减轻心室过度扩张而减少心力衰竭的发生，改善心肌梗死患者生存率。应长期应用 ACEI，如果对其不耐受，出现严重咳嗽，可以用 ARB 进行替代。

上述药物能够减少心血管事件发生，改善心肌梗死后患者的生存率，因此应遵医嘱规律用药，不能擅自停药。

（邢文龙　王鑫森）

15 ▶ 心肌梗死患者可以喝茶吗

心肌梗死患者可以喝茶。

茶叶中含有茶多酚，是一种多羟基酚类抗氧化剂，可经多种途径强效清除氧自由基，减少脂质过氧化反应。研究表明，其具有抗氧化、抗炎、抗辐射、抗衰老、预防心脑血管疾病、防治癌症、保肝护肝及防龋等功效。同时，还有降血脂、抗氧化、抗炎、改善血管内皮功能、抗血小板聚集、抑制斑块中新生血管的形成以及抑制血管平滑肌增殖等作用，茶多酚对很多心血管疾病具有保护性作用。

喝茶有很多好处，但要注意以下3点。

喝茶宜淡不宜浓。由于茶叶中含有咖啡因等物质，可以兴奋神经，若过浓可能会造成心动过速，加重心脏负担，甚至诱发心绞痛。

喝茶应与药物分开服用。由于茶叶中含有茶碱等物质，可能会和药物发生相互作用，造成药效减低。

避免睡前喝茶。喝茶可能会导致失眠，长期休息不好也可能诱发心绞痛。

（邢文龙　王鑫森）

16 心肌梗死患者可以喝咖啡吗

心肌梗死患者可以喝咖啡，但应适量。

一方面，咖啡对心血管系统的不利影响主要是由咖啡因和二萜类引起。摄入咖啡因能够增加心率，升高血压，这些可能对心血管疾病有一定的影响。另一方面，咖啡对心血管系统的保护作用主要是源于绿原酸等化合物，其具有抗氧化、降脂、降糖等作用。有研究表明，适度喝咖啡与心血管疾病风险呈显著负相关，每天饮用适量的咖啡有降低心血管疾病风险的作用。此外，紧张和抑郁等精神因素也是冠心病的危险因素，适度喝咖啡有助于缓解压力。

（邢文龙　王鑫淼）

17 ▶ 心肌梗死的患者必须要戒烟吗

吸烟是心血管疾病公认的危险因素，心肌梗死患者应该戒烟。与不吸烟者比较，吸烟者的发病率和病死率增高 2 ～ 6 倍，且与每日吸烟的支数成正比，被动吸烟也是危险因素。吸烟者前列环素释放减少，血小板易在动脉壁黏附聚集。吸烟还会使血中高密度脂蛋白胆固醇降低、总胆固醇增高以致易患动脉粥样硬化。另外，烟草所含的尼古丁可直接作用于冠状动脉和心肌，引起动脉痉挛和心肌损伤。

研究表明，发生心肌梗死后，与不吸烟者相比，吸烟者第 1 天会出现更明显的全身炎症，第 2 天发生心肌出血的可能性增加 3 倍，并且与梗死面积无关。在平均 4 年的随访中，吸烟导致全因死亡和心力衰竭的风险增加 2 倍；在 ≤ 50 岁初次发生心肌梗死的患者中，大约一半是烟民，如果在心肌梗死发作 1 年内戒烟，长期全因死亡和心血管死亡风险均可显著降低。

戒烟可能会带来戒断反应，如出现负面情绪（焦虑、抑郁、暴躁等）、容易饥饿和发胖、头晕、咳嗽、咽喉痛等不适。因此，戒烟应循序渐进，必要时向医生咨询，由医生指导戒烟。

（邢文龙 王鑫淼）

18 心肌梗死患者可以坐飞机吗

心肌梗死患者是可以正常坐飞机的，但何时、何种情况可以坐飞机，目前尚缺少统一的认识，临床证据也比较有限。

与健康人相比，心肌梗死患者心脏代偿功能受损，缺氧耐受能力下降，而飞机的起降、轰鸣、震动、客舱内空间狭窄等容易引起身体不适，这可能诱发急性心血管事件，如心绞痛、心律失常、心力衰竭等。总的来说，心肌梗死后的患者在坐飞机前需到医院经专科医生进行病情评估。对于经治疗后恢复顺利的患者，在心肌梗死后2周乘坐飞机是安全的，如果仍不放心，可等到1～2个月后。在乘坐飞机前要做好准备，随身携带药物，行李不宜过重，预留充足的时间到达机场等。

（邢文龙 王鑫淼）

19 ▶ 心肌梗死后还会有心绞痛吗

心肌梗死后有可能会有心绞痛。

心肌梗死后心绞痛属不稳定型心绞痛的范畴，是指心肌梗死后1个月内反复发作的心绞痛，表明可能存在缺血但尚未完全坏死的心肌或有新的缺血发作。前者多由于梗死病灶内尚有存活的心肌细胞，可能释放一些代谢产物，刺激感觉神经，进而产生心绞痛。后者可能是存在新发的冠状动脉斑块破裂或糜烂，并发血栓形成、冠状动脉痉挛，从而出现了新的缺血发作。

因此，我们要对心肌梗死后心绞痛给予重视，密切关注自身症状，规律服用药物。如果近期反复出现心绞痛，舌下含服硝酸甘油等药物也不能缓解，应及时去医院就诊，以免延误病情。

（邢文龙　王鑫淼）

20 ▶ 得了心肌梗死还会再得吗

发生心肌梗死后有可能还会再次发生心肌梗死。

虽然通过植入支架、冠状动脉搭桥，使心肌梗死患者得到了救治，但促使动脉粥样硬化进展的因素仍然存在，需要规范化的药物与合理的生活方式去干预那些可纠正的因素，如血压、血糖、血脂以及吸烟等情况，以延缓冠心病的进展。如阿司匹林可以预防血栓事件的发生，他汀类药物能够控制动脉粥样硬化的形成，β 受体阻滞剂有减少复发性心肌缺血、再梗死的作用，这些药物对预防心肌梗死复发至关重要。

（邢文龙　王鑫淼）

第四部分

心律失常——早搏

01 自己总感觉心慌、心跳加速，需要看医生吗

需要。如果总是感觉心慌、心跳加速，甚至影响日常生活，一定要及时就医。

正常人心脏每分钟跳动的次数应该是在 60 ~ 100 次，心脏跳动应该是规律整齐的，就像时钟一样，每次嘀嗒之间的时间间隔应该是固定的，如果时间长短不一，这可能就是心律失常的表现。

常见的心慌、心跳加速可能是以下 3 种原因造成的。

生理性的心律失常。正常人群偶尔也会感觉心慌、心跳加速，往往是因为情绪激动、过度劳累、紧张焦虑、饮用了浓茶、咖啡或是烟酒刺激等。

病理性的心律失常。心慌、心跳加速常见于各种类型的快速性心律失常，包括各种早搏、心房颤动、心房扑动、房性心动过速、阵发性室性心动过速以及室性心动过速，这些心律失常均可能会导致心跳加速，属于病理性心律失常，尤其是室性心动过速中的室颤，一旦发生是非常危险的，如果抢救不及时，可导致心源性猝死。其他器质性心脏疾病继发的心律失常，如冠心病、风湿性心脏病、心肌病、心力衰竭等均会导致心律失常的发生，如果患者为老年人，有相关基础疾病，更要加以重视，及时到医院寻求医生的帮助，以免耽误病情。

全身性疾病。如甲亢、发热、电解质及酸碱平衡紊乱等。如果感到心慌、心跳加速，并伴有多食、体重下降或者手抖、肌肉的颤动，可能是甲状腺功能亢进导致的，这个时候要到内分泌科就诊，进行甲状腺功能的检查。大量呕吐、消化道梗阻、禁食、急慢性肾病等导致体内电解质紊乱，也会出现心慌、心跳加速症状。

所以，如果经常感觉到心慌、心跳加速，一定要及时到医院就诊，进行心电图检查、24小时动态心电图检查、甲状腺功能检查等，这样才能明确病因，得到及时的诊治。

（韩　垚　杨林静）

02 ▶ 早搏是怎么回事

过早搏动，简称早搏，医学术语称为期前收缩，是指在规律的心脏节律的基础上，异位起搏点发放冲动引起提前发生的心脏搏动。通俗来说就是在正常心跳到来之前，其他部位提前产生的不正常心跳。

正常情况下，心脏以一定频率发生规律的搏动，这种搏动的冲动起源于窦房结，即我们平时所说的"窦性心律"，也就是正常的心律。窦房结是我们心脏的最高"总司令"，"总司令"发出冲动在心脏内进行电信号传递，传导至心房、心室，协调心脏收缩、形成一次心脏搏动。正常心电冲动是按照一定顺序进行的传递，即心脏的传导系统，包括窦房结、结间束、房室结、希氏束、左束支、右束支和浦肯野纤维网。

心脏的电活动有两个特点，即"抢先占领"和"超速驱动压抑"机制。"抢先占领"可以理解为自律性高的心肌细胞，会以更快的速度产生电冲动，从而使其他心肌细胞的自律性无法显现；"超速驱动压抑"机制是指自律细胞在受到高于其固有频率的刺激时，便按其外来刺激的频率发生兴奋，通俗来说就是谁发放电冲动的频率越高、速度越快，谁就可以带动心脏跳动一次。正常情况下窦房结自律性最高，发放电冲动的频率也是最快的，大概每分钟 60 ~ 100 次，窦房结可以抑制其他潜在起搏点的自律性，所以我们称窦房结是心脏的最高"总司令"。但在某些情况下，在窦房结以外的区域会出现"叛乱分子"，不服从窦房结这个总司令的指挥，在"总司令"的指令到达前，抢先发放电冲动，于是心脏就会比预期的时间提前跳一下，这次跳动就是"早搏"，也有人将其称为"早跳"。根据这个"叛乱分子"来源的区域分为房性早搏、室性早搏、房室交界区性早搏。

导致早搏发生的原因有不良的生活方式如精神紧张，过度劳累，过量烟、酒、咖啡摄入等；各种结构性心脏病如冠心病、心肌病和瓣膜性心脏病等；其他如洋地黄类药物、奎尼丁、三环类抗抑郁药中毒、电解质紊乱（低钾、低镁）等。

早搏的症状往往表现为心悸、心跳有力感、心跳停跳感。有的患者表现为类似电梯快速升降的失重感，或者心里突然空了一下，所以早搏在老百姓之中还有一个名字，叫"间歇"，可能伴有头晕、胸闷、乏力等症状，有的患者可能没有任何症状。

（韩　垚　杨林静）

03 ▶ 睡眠不好容易导致早搏吗

睡眠不好容易导致早搏。

夜间入睡后副交感神经兴奋，心率减慢、心肌收缩力减弱，从而起到保护机体、休整恢复的作用。但是失眠、熬夜会使机体继续处在一个交感神经兴奋状态，副交感神经没有起到保护和恢复的作用，交感神经兴奋，心率增快，心肌收缩力增强，心肌的耗氧量增加，容易导致心脏的电生理发生紊乱，使心肌快、慢纤维的兴奋性失去均衡，可使不应期和传导速度发生改变，从而导致早搏的发生。

睡眠不足也是导致心肌细胞自律性改变的因素之一。长期失眠熬夜更易导致自主神经功能的失调，人体在正常情况下，功能相反的交感和副交感神经处于相互平衡制约中，在这两个神经系统中，当一方起正作用时，另一方起负作用，双方共同平衡协调和控制身体的生理活动。

我们平时一定要保证充足的睡眠，早睡早起，不要熬夜，尽量在晚上 11 点之前入睡，睡前 30 分钟内不玩手机，不让身体处于兴奋的状态。如果严重失眠，可以到医院寻求医生的帮助，找到失眠的原因，通过药物或者心理上的疏导改善睡眠。良好的、高质量的睡眠可以减少早搏的发生。

（韩 垚 杨林静）

04 早搏应该怎么治疗

如果发现早搏，通过早搏是否伴有明显不适症状、早搏数量以及是否伴有其他心脏疾病判断是否需要治疗。

功能性早搏一般为良性，常由自主神经功能紊乱引起，若早搏数量少，而且没有明显的自觉症状，可以不用吃药，应该着重于生活方式和生活规律的调整，并且规律复查即可。如少喝浓茶、咖啡，不要吸烟、饮酒、熬夜，进行适当的体育锻炼，保持情绪稳定，调整好工作、学习和生活的关系。

有明显心脏不舒服症状的早搏需要治疗。如果自觉症状明显，并对工作生活造成影响，则要寻求医生的帮助，在医生的指导下适当用药以缓解症状。

24小时动态心电图可以评估早搏数量、来源部位、发作规律。偶发性室性早搏每分钟不足6次，往往对心脏不会产生明显的影响。如果这些早搏发生是生理性或功能性的，可以通过改善生活习惯而减轻。当早搏24小时在1万次甚至2万次以上（可占到每日心跳总数的 10% 以上），虽然自己没有觉得有什么明显的不适，但是有可能导致心脏功能受到损害，应当积极就医进行治疗。

一些器质性心脏病可以导致早搏发生，如心脏瓣膜疾病、高血压、冠心病、肺心病、心肌梗死、心肌病等。若有明确的心脏器质性病变，应当先治疗心脏原发病。原发病好转后，再次评估早搏的数量。若早搏随着疾病的治疗逐渐缓解，则无须特殊处理。如果早搏仍然很多，伴随临床症状，引起身体的不适，应当求助医生进行针对性的治疗。此外，其他全身性疾病也可能引发早搏，如电解质紊乱（如低钾、低镁）、甲亢等。这种情况同样要针对原发病治疗。尽管大部分早搏为功能性的，不会对心脏造成损害。但一些发生在器质性心脏病基础上的病理性早搏，会进一步诱发其他心脏病，如室性心动过速，心室颤动，在严重的情况下还会导致心源性猝死。

如果患者发生了早搏，同时伴有不适症状，首先应该到正规医院进行心电图、24 小时动态心电图及心脏超声检查，明确早搏的类型，以及有无心脏器质性病变。由专业医生评估早搏的严重程度，并在医生的指导下服用调节自主神经功能或抗心律失常的中西药物，情况严重者可以进行射频消融治疗，同时稳定患者情绪、嘱咐患者戒烟戒酒、合理锻炼、避免熬夜、观察症状、不适复查。

（韩 垚）

05 ▶ 治疗早搏的西药有哪些？怎么吃

一些治疗早搏的药物不仅可以治疗房性早搏或交界性早搏，还可以治疗室性早搏，我们称之为"广谱抗心律失常药物"，如普罗帕酮、胺碘酮及美托洛尔等；还有一些药物仅用于治疗室性早搏，如利多卡因及美西律等。抗心律失常药物必须由心脏专科医生根据患者具体病情进行处方，因为不同类型的早搏或者同时合并的心脏疾病和心脏功能状况，会影响实际疗效。

常用的抗心律失常药物如下。

Ⅰ类：钠通道阻滞剂，主要降低心肌细胞中钠离子的通透性。根据对动作电位时程的作用分为a类、b类和c类。

Ⅰa类药物：可以延长动作电位时程，减慢心率，包括奎尼丁和普鲁卡因胺，这两种药物由于毒副反应较大临床已很少使用。

Ⅰb类药物：可以缩短动作电位时程，不减慢心率，包括利多卡因、美西律等。利多卡因常用于心肌梗死后、开胸心脏手术和地高辛中毒引起的室性心律失常，如频发室早，但也存在可能诱发癫痫的中枢神经系统不良反应。由于存在首过效应，临床建议静脉给药。口服美西律常被用作频发室性早搏及室性心动过速的药物保守治疗方案。

Ⅰc类药物：可以轻度延长动作电位时程，减慢心率，减慢传导。如普罗帕酮，其口服适用于治疗各种期前收缩，也可用于预防阵发性室性心动过速、阵发性室上性心动过速、预激综合征伴室上性心动过速、房扑、房颤等的治疗。莫雷西嗪对房性及室性早搏都有效。需要注意的是，该类药物对于病变心肌，有导致室速的可能，因此仅适用于无器质性心脏病的心律失常。

Ⅱ类：β受体阻滞剂，通过阻滞β-肾上腺素能受体（包括β1和β2受体），抑制交感神经活性而发挥作用，还可抑制窦房结及异位起搏点的放电，减慢心率，减慢传导，并轻度延长动作电位时程，是一种应用广泛的抗心律失常药物，房性及室性早搏均可应用。需要注意的是，该类药物禁用于休克、病态窦房结综合征、二度或三度房室传导阻滞、急性心力衰竭等情况。常用的口服药物包括非选择性的β受体阻滞剂，如普萘洛尔、阿替洛尔，以及心脏高选择性的比索洛尔、美托洛尔。

Ⅲ类：钾离子通道阻滞剂，可延长心肌细胞动作电位时程，延长复极时间和有效不应期，有效地终止各种微折返。胺碘酮可有效治疗各种室上性和室性心律失常，是一种广谱的抗心律失常药物，也可用于器质性心脏病、心功能不全者并发的心律失常，不足之处是不良反应较多。索他洛尔作为非选择性β受体阻滞剂也具有Ⅲ类抗心律失常作用，小剂量时表现为β受体阻断作用，可减慢房室传导；较大剂量时可延长动作电位时程和有效不应期，延长 Q-T 间期，表现出Ⅲ类抗心律失常药特征。

Ⅳ类： 非二氢吡啶类钙离子通道阻滞剂可通过滞钙离子内流，从而减慢窦房结和房室结的传导。常用药物包括地尔硫卓和维拉帕米，地尔硫卓注射用时可应用于快速性室上性心律失常，如频发房性早搏，而维拉帕米临床多用于阵发性室上性心动过速。但由于负性肌力作用，心功能不全时不宜使用。

（韩　垚　刘鑫毅）

06 ▶ 中药可以治疗早搏吗

中药可以治疗早搏。

早搏属西医现代病名，中医古籍中并无此病名或诊断，但根据其症状，早搏应属于"心悸""心动悸"。出自《伤寒论》的"炙甘草汤"是中国古代医籍记载治疗心动悸、脉结代的名方之一，现在这个方剂仍在临床上被广泛用以治疗早搏，并发挥较好的临床疗效。

中医认为心悸的发生多因体质虚弱、饮食劳倦、七情内伤、感受外邪及药食不当等，以致气血阴阳亏损，心神失养，心主不安，或痰、饮、火、瘀阻滞心脉，扰乱心神。其病位在心，根据病证的临床表现，应分辨有无涉及他脏，是病及一脏，抑或多脏。

心悸的病机有虚实之分，二者常相互夹杂。虚证之中，常兼有痰浊、水饮或血瘀为患；实证之中，则多有脏腑虚弱的表现。在治疗上，虚证者，或补气血之不足，或调阴阳之盛衰，以求气血调和，阴平阳秘，心神得养；实证者，或行气祛瘀，或清心泻火，或化痰逐饮，使邪去正安，心神得宁。因其心中悸动不安为早搏的主要临床特点，所以可配合安神之品。因虚者，可配以养血安神之品；因实者，多配用重镇安神的药物。

总而言之，中医治疗早搏需要根据患者当前的症状及舌脉的表现，通过望、闻、问、切，辨证出患者具体是虚证引起的心神失养，还是实证导致的心神被扰。如果患者感到早搏较多，症状明显，需要到医院，根据医生的判断后再服用中药才能达到最佳效果。

（韩　垚　刘鑫毅）

07 ▶ 北京中医医院有哪些治疗早搏的好办法

早搏是由心脏异常起搏的位点在正常心跳之前发出电信号所引起的心脏搏动，这种额外的搏动会影响正常的心律，也称为期前收缩，是心律失常最常见的类型。

首都医科大学附属北京中医医院心血管科的国家级名老中医

药专家魏执真教授长期从事中医心血管疾病的医、教、研工作，对心律失常的治疗形成了自己独特的辨证论治思路和方法，可以概括为"以脉为主，四诊合参，分为两类、十型、三证候"。魏教授在长期临床实践中不断探索、总结，形成了现在的调脉合剂，在临床治疗心律失常方面广泛应用。

魏教授临证时将心律失常按照脉象首先分为阳热类和阴寒类。快速型心律失常属阳热类。阳热类主要脉象为数、疾、促、促代、涩而数等，类似于西医诊断的快速型心律失常，但不完全等同。对于各种早搏，根据脉象情况，心室率快的早搏表现为促脉者属阳热类，而心室率慢的早搏表现为结脉者属阴寒类。

心室率偏快的各种早搏，主要有以下 3 种证候类型。

（1）心气阴虚，血脉瘀阻，郁而化热

本型症状可见心悸、胸闷、乏力气短、口干欲饮，舌象可见舌暗红、质碎裂、苔薄白或薄黄，脉象可见脉细数、疾、促。治宜益气养心、理气通脉、凉血清热。方用魏执真教授自拟清凉滋补调脉汤，用药包括太子参、麦冬、五味子、赤芍、丹皮、丹参、川芎、黄连、香附、乌药、香橼及佛手。方中以丹皮、赤芍凉血清热；太子参、麦冬、五味子益心气养心阴；丹参、川芎活血通脉；香附、香橼、佛手、乌药理气以助通脉；黄连厚肠。若患者阴虚明显，或内热明显，则太子参易为沙参，防止太子参补气助热。对于此型，北京中医医院有院内制剂－调脉合剂，制成 200mL/ 瓶，方便患者服用。

（2）心脾不足，湿停阻脉，瘀而化热

此型除见心悸、气短、胸闷等症外，尚可见口苦、纳差、脘腹痞满、大便黏而不爽之症。舌像可见舌暗红，苔白厚腻或兼淡黄。脉可见数、疾、促、滑。治以理气化湿、凉血清热、补益心脾，方用自拟清凉化湿调脉汤，用药包括苏梗、半夏、陈皮、丹皮、赤芍、白术、茯苓、太子参、乌药、香附、川朴、丹参、川芎、黄连。方中以丹皮、赤芍凉血清热；白术、茯苓、陈皮、半夏健脾化湿；苏梗、川朴、香附、乌药理气宽胸，以助湿化；丹参、川芎活血通脉；太子参补益心脾；黄连厚肠。若大便黏滞，则加木香，与黄连配伍，调气行滞、厚肠止泻。

（3）心气衰微，血脉瘀阻，瘀而化热

此型除心悸、胸闷、口干等一般症状外，以劳累后心悸、气短乏力尤甚为特点。主要见于频发房性早搏、室性早搏，甚至形成二联律、三联律者。舌象可见舌胖淡暗或暗红，苔薄。脉可见促代。治以补气养心、凉血清热、理气通脉。方用自拟清凉补气调脉汤。方剂组成包括太子参、生黄芪、党参、麦冬、五味子、丹皮、赤芍、香附、香橼、佛手、乌药。此方为清凉滋补调脉汤加大剂生黄芪及党参重补心气，不温不燥，补气以生津，合麦冬、五味子以补气阴而养心，丹皮、赤芍凉血清热，香附、香橼、佛手、乌药理气以助通脉。

心室率偏慢的早搏患者，多见的证型为心脾肾虚、寒痰瘀结、

心脉受阻。主要症状除心悸气短、胸闷乏力外，亦可见不怕冷或怕冷，肢温或肢冷，腰酸腿软，头晕耳鸣等。主要舌象为舌质淡暗，苔薄白。主要脉象可见脉结、结代。治以温补心肾、祛寒化痰、活血散结，方用自拟温化散结调脉汤。方药组成为太子参、生黄芪、陈皮、半夏、茯苓、白术、羌活、干姜、肉桂、鹿角胶、白芥子和莱菔子。方中药用羌活、干姜、肉桂、鹿角温阳散寒，白芥子、莱菔子合用取三子养亲汤之意以豁痰理气散结，陈皮、半夏、白术、茯苓、太子参取六君子之意以益气健脾、燥湿化痰散结，生黄芪补气升阳以助通阳散寒化痰湿之力。

（刘鑫毅）

08 有早搏的患者可以喝茶吗

茶起源于中国，由茶树植物叶或芽制作的饮品，历史悠久。茶叶中含有多种活性成分，包括茶多酚、生物碱、茶氨酸等。茶叶中的生物碱主要有咖啡碱、茶碱和可可碱，咖啡碱是茶叶中生物碱的主体。人体摄入咖啡碱后会导致交感 – 肾上腺髓质系统的兴奋，交感 – 肾上腺髓质系兴奋后使儿茶酚胺分泌增多。同时茶碱也存在提高儿茶酚胺水平的作用。当儿茶酚胺作用于心血管系统时会引起心率加快，收缩力增强和传导速度增快，诱发早搏的发生。因此，对于由喝茶引起早搏的患者来说，应该停止喝茶。对于那些早搏过多、早搏症状明显，需要治疗的患者，也应该减少茶叶的摄入，也不建议喝浓茶。

如果身体健康或早搏经规范治疗已经得到有效控制，那么合理饮茶有益身体健康。研究表明，茶叶中含有的茶多酚具有抗氧化、抗炎、调节血脂、抗动脉粥样硬化、抗肿瘤、抗辐射、抗过敏等多种益处；咖啡碱还存在抗疲劳、抗焦虑、促进血液循环等作用。

（刘鑫毅）

09 ▶ 有早搏的患者可以喝咖啡吗

咖啡的主要成分是咖啡因，且具有多种药理作用，如抗氧化、抗病毒、抗癌、抑菌、消脂等。但是早搏患者应少喝咖啡，因为人体摄入咖啡因后会导致交感－肾上腺髓质系统的兴奋，从而使儿茶酚胺分泌增多，主要包括多巴胺、去甲肾上腺素、肾上腺素。儿茶酚胺作用于心血管系统时可引起心脏兴奋性增强，心率加快，收缩力增强和传导速度增快，并且导致异位兴奋点的兴奋性增强，从而有可能诱发心律失常，使早搏增加。

不论是房性早搏患者还是室性早搏患者，平时应少喝咖啡及含有咖啡成分的饮料。同时早搏患者也应少喝浓茶、奶茶，戒烟戒酒，平时还要注意清淡饮食，均衡营养，保证充足的睡眠，避免紧张焦虑的情绪，适当锻炼身体，注意改善不良的生活习惯。

（韩　垚　刘鑫毅）

10 吸烟、喝酒会增加早搏发作的频次吗

烟草中所含有的尼古丁及焦油等成分引起肾上腺髓质释放儿茶酚胺，兴奋交感神经，致使心率加快，导致心脏电活动的紊乱，异位兴奋的起搏点自律性增强而出现各种早搏。同时尼古丁可直接使心肌兴奋性增高，延缓传导速度易形成微折返环而诱发早搏。而且长期吸烟与冠心病的发生及发展存在关系。而冠心病、心肌缺血的患者可能出现病理性早搏。

饮酒也可能导致早搏的发生。喝酒同样会导致人体交感神经系统兴奋性增加，使人心跳加快，增加心肌耗氧量，影响心肌细胞正常的电生理功能，同时可能会激发异位起搏点的形成，导致心脏早搏的发生或者加重原有的心脏早搏。过量饮酒会增加冠状动脉血流阻力。同时长期大量的喝酒会引起酒精性心肌病的发生，具体表现为心肌变薄及心腔扩大，而心脏结构的改变是早搏发生的原因之一。

因此，早搏患者最好不要吸烟、饮酒，避免病情加重。同时早搏患者应保持生活作息规律，不熬夜，多进食新鲜水果、蔬菜，进行适当体育锻炼，保持心情舒畅，学会压力管理和自我调解，避免情绪高度紧张。

（刘鑫毅）

第五部分

心律失常——心动过速

01 ▶ 心脏跳动得快是得了心脏病吗？需要看医生吗

身边经常有人觉得自己心脏跳动得快，怀疑自己得了心脏病，不确定是否需要看医生，遇到这种情况我们应该怎么做呢？

首先要正确测量心跳次数。对于心跳整齐的人，可以通过触摸脉搏测量心跳快慢。测量前应避免运动，放松休息 5 分钟，避免环境嘈杂，不要谈话，最好坐在舒适的座椅上且不要双腿交叉，测量时间以 1 分钟为宜。

一般在静息状态下，我们的心率在 60 ~ 100 次 / 分，这属于正常心率。除了疾病因素外，工作压力大、缺乏锻炼、精神紧张、爱喝浓茶和咖啡、睡眠不好等都会引起心跳偏快。对于心跳偏快且节律整齐者，应首先了解其有无贫血、甲亢或其他心脏基础疾患。

面对心跳加快，我们首先应改变不健康的生活方式。如缺乏运动、吸烟、酗酒、大量饮用咖啡。进行规律性有氧运动（如每天快走或慢跑半小时到一小时）有助于降低交感神经张力、增加迷走神经张力并减慢心率。

如果纠正上述因素后心跳仍然偏快，持续超过每分钟100次，并且有心慌等不适，应该及时到正规医院心内科寻求医生的帮助，做进一步检查。家中有条件的，可以在家自查心电图，及时记录，以方便就医时作参考。在医生的指导下服用一些减慢心率的药物，如美托洛尔、比索洛尔等；如果只是心跳偏快但没有不适症状且心电图提示为窦性正常节律者一般无须用药。

（韩　垚　俞　瀛）

02 窦性心动过速是怎么回事？心动过速有几种

窦房结是我们心脏搏动的最高"总司令"，凡是由窦房结发出指令，形成的心律总称为窦性心律。正常成年人的窦性心律为每分钟 60～100 次。如果是由窦房结所控制的节律，但心跳频率超过 100 次 / 分钟，就是窦性心动过速，一般不超过 150 次 / 分钟。

窦性心动过速是最常见的一类心动过速，其发生常与交感神经兴奋及迷走神经张力降低有关，往往是人体对各种刺激或病理生理应激的正常反应。但是窦性心动过速对伴有冠心病、风心病、心肌病的老年人有一定风险，因为有可能是心力衰竭的前兆，需要积极就医。

导致窦性心动过速的原因一般有生理和病理两个因素。

生理因素包括剧烈运动、情绪激动、喝浓茶、喝咖啡、抽烟、喝酒等，都可能促使交感神经兴奋，心率加快。这些情况往往可以通过调整得到改善，使心动过速缓解或者消失。还有一部分生理性因素是交感神经兴奋度本身就是增高的，患者即使在没有这些诱因的情况下基础心跳也是偏快的。如果因为心动过速影响到了平时的生活质量，如不能耐受运动，一运动就心跳加快、心悸明显，这时可以在医生的指导下应用 β 受体阻滞剂以控制心率。

一般中青年的窦性心动过速中80%以上都是生理性的，青少年的窦性心动过速临床诊断意义不大。

病理因素包括心力衰竭、急性心肌梗死、急性心肌炎、其他器质性心脏病或者一些心脏病的急性期，以及贫血、发热、感染、低氧血症、甲状腺功能亢进、休克等。在很多疾病的急性期心跳往往都会增快，这些情况需要先治疗原发病，原发病得到改善纠正之后心率也会降至正常范围之内。

当然，在心脏的传导系统中，除窦房结外，其他部位也会试图"发号施令"，抢占让心脏跳动的"指令权"。当心室部分抢夺成功，就会出现室性心律，如室性心动过速等。而当其他部分抢夺成功，也可能会出现阵发性室上性心动过速、室性心动过速、房性心动过速、心房颤动等。所以，心动过速除了窦性心动过速以外，还有可能是以下4种常见情况。

阵发性室上性心动过速：通常每分钟心率可达到160～240次，快而整齐，以突发突止为特点。

室性心动过速：连续3个或3个以上的自发性心室激动称为室性心动过速，持续发作时的频率往往超过100次/分钟，也有可能转变为室颤。心脏冲动起源于心室，而室性心律非常"不靠谱"，虽然心率快，但是心肌如同蚯蚓在"蠕动"，心脏并不能产生有效收缩，可能影响心脏向外泵血，长时间血液无法由心脏泵到各个器官，会导致大脑和其他重要脏器的供血不足，可能出现低血压、晕厥、休克等。

房性心动过速：连续发生3个或3个以上的心房激动称为

房性心动过速，心房率一般为 150 ~ 200 次 / 分钟。

心房颤动伴快速心室率：心房颤动发作时，心房的激动频率高达 300 ~ 600 次 / 分钟，激动传导杂乱无章，心室率快而不规则，多为 120 ~ 180 次 / 分钟，节律绝对不整齐，心房失去正常的收缩，不仅影响心脏的泵血功能，导致或加重心力衰竭，还容易在心房内形成血栓。心房颤动主要的危害是引起血栓并发症，血栓脱落而引起脑卒中导致身体偏瘫，因此患者需要在医生指导下服用抗凝药物，以预防血栓并发症。

（韩　垚　俞　瀛）

03 有时候心跳突然加快，过一会儿突然又恢复正常，到医院做心电图正常，这是怎么回事

通常正常的成年人心率为 60 ~ 100 次 / 分钟，如果出现心跳过快的情况，不仅会影响心脏的泵血功能，还会出现心悸、心慌、胸闷、喘憋等一系列的临床症状。

如果心跳突然加快，过一会儿就好了，这很可能为阵发性的快速心律失常。如果节律整齐，则可能是阵发性室上性心动过速，其具体特征为心跳突然加快，频率为 160 ~ 220 次 / 分钟，表现为心悸、胸闷，有的还伴随着头晕、大汗等症状，甚至出现晕厥、心绞痛、心力衰竭，严重的还可能会休克。它具有"突发突止"的特点，持续时间长短不一，可出现于有器质性心脏病的患者中，

也常出现于没有心脏结构和功能异常的健康人群中，主要受情绪激动、烟酒过度、精神紧张等因素影响。症状轻重取决于发作时心室率快速的程度、持续时间，以及原发病的严重程度。若发作时心室率过快，导致心输出量与脑供血量锐减或心动过速猝然终止，窦房结未能及时恢复自律性导致心搏停顿，均可发生晕厥。

上述情况要第一时间到心内科门诊就诊。然而在心脏病没有发病的时候，一般的普通心电图很可能是没有变化的，此时建议到心律失常的专病门诊进一步就诊，必要时进行 24 小时动态心电图监测，或可以记录更长时间心电活动的长程心电图检查。如果是心律失常，则可以在报告中看出来，根据动态心电图的结果明确诊断后，遵医嘱对症用药治疗。

（韩 垚 俞 瀛）

04 有了心动过速应该怎么治疗

出现了心动过速的情况后，建议尽快到附近正规医院及时就医，完成心电图检查，必要时进行动态心电图检查。

如果有严重的与心动过速相关的症状，如比较明显的胸闷胸痛、气短乏力甚至喘憋，血压过高或偏低，应立即拨打"120"急救电话，由医生评估是否需要进行同步直流电复律，即应用电刺激终止异常的心脏搏动，以期恢复窦性心律。

即便没有严重的症状，也建议即刻就医，由专业医生进行检查评估，根据心电图进行诊断，以明确心动过速的性质和类型。再根据不同类型的心动过速酌情应用抗心律失常的西药进行药物复律，对药物无效或者病情不稳定者，紧急情况下进行同步电复律。具体应用如下：

阵发性室上性心动过速：药物选择包括腺苷、维拉帕米和地尔硫卓。在尝试应用这些药物进行复律之前，请小心疑似预激综合征引起的心房颤动。根据可用性和经验，这些药物中的任何一种都可以首先使用，如果复律不成功，则使用另一种。若出现病情不稳定，需立即进行同步电复律。复律成功后，需及时复查心电图。

室性心动过速：主要应用胺碘酮和利多卡因，普罗帕酮和索他洛尔也可选择，同时注意积极纠正低钾血症。不建议给予一种以上的抗心律失常药物。如果一种药物复律失败，下一步应该是选择性同步心脏复律。如果患者情况稳定，可入院由心内科医师进一步治疗；如果不稳定，则在紧急情况下进行同步直流电复律。由于室速可能恶化为心室颤动，故患者应该在具有除颤仪和复苏设施的区域进行治疗。

部分心动过速还有一些非药物治疗方法可以应用。非药物治疗方法（迷走神经刺激）应该是稳定性阵发性室上性心动过速的一线治疗方法，如果能正确的实施，可能转复20%～25%的病例。如果不成功，应尽快进行药物复律。室上性心动过速是可以治愈的极少数心脏病之一，进一步治疗可以由专业医生判断是否进行射频消融手术，通过温控电极使异常通道的微小心肌发生凝固性坏死，从而达到绝缘的目的，治愈疾病。室性心动过速伴有低血压、心力衰竭、休克或对药物治疗无效时，需要专业医生立即进行同步直流电转复。对于反复发生的顽固性室性心动过速，可进行射频消融治疗。

（韩 垚 俞 瀛）

05 中药可以治疗心动过速吗

答案是可以，中药可以治疗心动过速，且中药对某些类型心动过速的治疗具有较好的临床效果。

在我国古代文献中，虽然没有关于心动过速的记载，但是根据其临床的心慌、汗出、气短等表现，可以归属于中医学"心悸""怔忡"的范畴。早在秦汉时期便提出了心悸的脉象具有促、结、代的特点。后世医家在秦汉时期对心律失常的脉象认识基础上，又补充了数、迟、涩、扰及诸多死脉，确立了心律失常脉象更为客观具体的内容。我们所提及的心动过速，在脉象上便体现为促、数等。除了对心动过速脉象的认识外，在中医学的经典著作《伤寒论》中更提出了治疗心律失常的经典方药，并沿用至今。《伤寒论》中云："心动悸，脉结代，炙甘草汤主之。"炙甘草汤具有益气养血，滋阴复脉的作用。辨证论治是中医学的基本特征之一，不同的人心动过速的病因病机也不同，因此在临床上也可以选用人参四逆汤、生脉散、参附汤、瓜蒌薤白半夏汤等方剂治疗。

我们所说的心动过速属于快速型心律失常的范畴。除了以上的经典方剂外，我院魏执真教授对于治疗快速型心律失常也有着丰富的临床经验。魏教授认为，快速型心律失常通常是由于血脉瘀热，而心脏亏虚，不能耐受瘀热的侵袭所致。如何应对这种"热"呢？我们自然而然就能想到以"凉"胜"热"的方法。因此，魏教授便制定了"凉血清热"的方法，同时也要"益气养心，理气通脉"，也就是对我们的心脏进行"保养"，以便于它恢复正常的生理功能。魏教授创立了清凉滋补调脉汤、清凉化湿调脉汤、健脾补气调脉汤、理气化湿调脉汤、通脉理气汤等一系列方剂，在临床取得了良好的疗效。

（韩 垚 商 钰）

06 睡眠不好容易导致心动过速吗

睡眠不好容易导致心动过速。

心脏节律的调节依靠心脏传导系统来完成，在心脏传导系统中，窦房结是发号施令的指挥官，而窦房结要接受迷走神经和交感神经这两位监督员的支配。这两位监督员在调节心脏节律时发挥着截然相反的作用。简单来说，当迷走神经兴奋的时候，会抑制窦房结的兴奋，心率就会减慢；当交感神经兴奋的时候，窦房结也会兴奋，心率就会增快。睡眠不好是我们对失眠、多梦、睡眠质量不佳等多种睡眠问题的笼统认识，当我们的睡眠不好时，会引起交感神经兴奋，出现心率增快，而这种情况下的心动过速，往往可以通过休息得到有效缓解。

如果睡眠障碍的患者之前已经存在心脏方面的基础疾病，如冠心病、高血压、心功能不全以及其他各种类型的心律失常等问题时，睡眠不足会诱发并加重心脏原有的疾病，这些疾病也可能会导致心率增快。此外，还会伴有头晕、心慌、胸闷、气短、乏力等原有疾病的临床表现。睡眠障碍的患者还可能会同时合并内分泌代谢方面的疾病，如甲状腺功能亢进等，也会由于体内激素代谢的异常导致心率增快。这些原有疾病可能会影响我们的睡眠，而睡眠质量的下降又会诱发并加重原发疾病，导致心动过速的出现，二者互为因果，形成恶性循环。此时，我们需要做的是针对原发疾病进行治疗，那么我们的睡眠也会得到改善。与此同时，我们也可以选择针灸（穴位取心俞、肾俞、神门、三阴交、内关等）或是贴耳豆（穴取内分泌、神门、交感等）的方法改善睡眠。

（韩垚 商钰）

第六部分

心律失常——心房颤动

01 心房纤颤是怎么回事

心房纤颤，简称房颤，是最常见的心律失常之一。通俗来说，就是我们心脏中的心房跳动得不太规律了，即我们的心房乱发指令，导致心房各部分的心肌杂乱地进行收缩。

举个例子：一个队列的士兵在行军过程中由排长统一进行指挥，那么整个队列就会井然有序，而当队列中一些不听指挥的士兵开始各自喊口号时，整个队列就会行动不一致。对于心脏来说，就是心房的心肌细胞自律性增强，各个部位争先恐后地发出指令，导致心房每分钟跳动的频率达到 350～600 次（正常情况下心房的跳动频率为 60～100 次/分钟），而且这些心房跳动没有任何的规律，进而影响整个心脏的正常跳动。

房颤是心房由于各种原因导致心肌纤维化而产生的一种异常电活动。房颤的发生大多经历了房早、房速、房扑、房颤这样一个发展的过程。当然，这个过程的进展快慢因人而异，有些人在很短时间之内即可达到持续性房颤阶段，有些人可能需要数十年。

据统计，30～85 岁人群房颤患病率为 0.77%，80 岁以上人群房颤患病率达 30% 以上，推测我国目前约有 1000 万名房颤患者，每个人一生中有 1/4 的概率发生房颤。

引起房颤的原因有很多，包括基因变异、甲亢、冠心病、高血压、糖尿病、心肌病等疾病，长期饮酒、过度劳累、抽烟等。

一些患者会在较年轻的阶段就发作，甚至 10 岁左右就会发生，一般来说，发病越早，和基因变异的关系就越大。近年来，长期酗酒引起的房颤越来越多，这一类型房颤比较难治。临床上大多数房颤患者往往找不到单一明确的原因，这种情况我们称之为特发性房颤。接受心脏外科手术之后早期有些患者会出现房颤，不过，这种房颤往往是心脏手术引起的，过后可能不再发作。

（时莉晓）

02 感觉心脏突然跳动得又快又乱，一点规律都没有，是房颤了吗

正常情况下，我们心脏的跳动频率为每分钟 60 ~ 100 次，房颤时，由于心房内心肌细胞的自律性增强，各个部位争先恐后地发出指令，导致心房每分钟跳动的频率达到 350 ~ 600 次。心房与心室之间有个"闸门"，叫作房室结，这个"闸门"可阻拦一部分的心房冲动传到心室，使心室跳动得没有这么快。因此，心房产生的冲动部分下传到心室，可引起或不引起心室率增快。

当心室率增快时，我们常有心慌的感觉，就是感觉自己突然心脏跳动得特别快。房颤时，心房跳动没有任何规律，使整个心脏的跳动也没有规律，让人感觉心跳又快又乱，这很有可能是得了房颤。

房颤的表现并不单一，其常见表现是心慌，还有胸闷、呼吸

困难、乏力、头晕等，严重者会出现黑矇、晕厥。

我们还需要知道，心脏跳动得快、乱、无规律，也可能是其他原因造成的：一个是生理性原因如情绪激动、生活工作压力大、劳累或者饮酒等，上述原因引起的心律失常在休息、平复情绪、压力释放后可以得到恢复；另一个是病理性原因如患有其他类型的心律失常：房室早搏、房室扑动、室性早搏、室性心动过速等。这时，我们不仅需要辨别心律失常的类型，还需要找到病因，对症治疗。

因此，"心脏突然跳动得又快又乱，一点规律都没有"的症状，我们可以说是高度怀疑得了房颤，但是我们无法确诊是房颤。这个时候我们可以在第一时间到附近医院完善心电图、动态心电图和超声心动图等检查。我们只有结合症状、病史、体征、检查结果等进行全面的评估后才能得出明确诊断。

（时莉晓　蒋燕君）

03 ▶ 房颤的人容易得脑血栓，这是真的吗

房颤的人是容易得脑血栓的。很多首诊房颤的人，以脑卒中为首次发作的表现，在第一次诊断为房颤时可能就已经存在不同程度的瘫痪。

房颤从初发时的轻微症状到严重发病可能会持续很长的时

间，在症状较轻时，很多患者抱着忍忍就过去的态度，使病情一拖再拖，偶尔发生房颤但不会致命，往往会使人们放松警惕。房颤最严重的危害是脑卒中。

房颤时，心房的收缩功能下降，心房里的血液流动就会减慢，并且形成"涡流"，血流速度减慢容易形成血栓。就像河流里的水流速度减慢了，就会有淤泥沉积在河床。当血栓形成后，如果血栓脱落了，顺着血液循环流到全身各处，堵在大脑的动脉，就形成了脑血栓。

房颤患者每年脑血栓的发生率约为5%。房颤患者血栓栓塞事件的风险为正常人的5～17倍。非瓣膜病房颤患者不抗凝状态下的年脑血栓发生率为53%，35%的患者在其一生中至少发生一次脑血栓。脑血栓具有较高的致残率和一定的死亡率，而且其造成的后果现阶段尚缺乏特效的治疗。

房颤患者90%的血栓是发生在左心耳处，这是其特殊的结构导致的。左心耳是左心房突出来的一个小囊袋，像一个"小耳朵"，顾名思义，叫作左心耳。在正常情况下，左心耳通过收缩和舒张，血流可以在舒张期很顺畅地进入这个小口袋，在收缩期的时候被挤出去，不会形成血栓。房颤发生后，左心耳随着心房快速颤动或蠕动，血液里的一些成分就会沉积下来形成血栓。这也就是在房颤治疗中可以采用左心耳封堵术通过对左心耳部位进行封堵来预防血栓形成的原因。

一般情况下，大部分的房颤患者可以正常生活和工作，甚至没有症状。但实际上，它已对人体产生了严重危害，如左心房形成血栓，血栓脱落引起脑血栓，所以房颤发生后我们一定要重视，及时、规范地进行诊疗。

（时莉晓　蒋燕君）

04　房颤有哪些治疗方法

房颤的治疗方法主要包括药物治疗和手术治疗。

治疗房颤首先应该尝试药物控制。具体用药需要在医生指导下进行。必须清楚的是，目前没有任何药物能够根除房颤，除非是少数因为甲亢、预激综合征或心脏手术后早期等原因引起的房颤，可能在这些情况解除之后才能使一些患者在相当长的时间不发作或者几乎不发作。所以，对于房颤来说，用药等于"维稳"，有些症状较轻、发生卒中的危险不高、发作较少或者高龄、身体虚弱、合并其他严重疾病以及经济条件不好的患者，可以选择药物保守治疗。

手术治疗主要包括射频消融术和外科迷宫手术。手术治疗可以根治房颤，但有一定的复发率。如果已经发生过脑梗死或者医生评估脑梗死风险比较高、发作时症状比较明显而对患者生活和精神上带来的压力比较大、相对比较年轻或者因为房颤导致心脏功能障碍等，这些患者可以考虑手术治疗，争取根治房颤。

紧急情况下出现的房颤可以考虑电复律，通过除颤仪发放电流，使患者重新恢复正常的心跳节律。但电复律也不是根治房颤的方法。

（时莉晓）

05 ▶ 什么是射频消融术，效果好吗

射频消融是用一种细长的导管，由人的外周静脉进入心脏，通过消除、隔离引起房颤的心脏内的异常电活动而达到治疗的目的。射频消融术是一种微创的介入手术，一般是比较安全的，但也存在一定的风险性，如有房室传导阻滞、血栓形成、心脏压塞和局部血管出血等。

射频消融对房颤有很好的治疗效果，2018年欧洲心脏病学会指南指出，目前房颤消融成功率可达60%～90%，再次消融成功率将进一步提高。但射频消融术后房颤有一定的复发率，由于现有的射频消融术的局限性尚无法达到百分之百的根治效果。

总体来说，房颤发现得越早、左心房越小、合并其他病越少的患者手术效果越好。

（时莉晓）

06 治疗房颤的西药有哪些

房颤的治疗需要长期管理，首先需要积极治疗基础疾病如高血压、糖尿病等，在此基础上预防血栓形成、治疗不规律的心房跳动并维持稳定、减慢跳得过快的心率是目前主要的治疗方案。

（1）抗凝治疗

抗凝，是一种防治血栓形成的治疗方法，通常使用药物来抑制血管中负责凝固血液的物质，从而降低血栓形成的风险，目前常使用的抗凝药如下：

华法林：华法林一直是抗凝治疗的主要力量，它可以阻止维生素 K 参与凝血物质形成的过程，从而发挥抗凝作用。同时，因为华法林并没有直接对生产原料造成影响，所以需等到之前已经开始的过程结束才能发挥作用，起效相对较慢，停药以后的持续时间也比较长。不同的人对华法林的敏感程度不同，在抗凝的同时也有出血的风险，所以必须在医生指导下使用并定期检测凝血情况（INR 值）。

新型口服抗凝药：主要包括达比加群、利伐沙班等。这类药物不像华法林作用很多个凝血因子生产线，通常这类药物只对其中之一产生影响，出血等不良反应的情况也因此大大减少，同时它较少受到食物或者其他药物的影响，安全性相比于传统的抗凝药物要好，也就不需要监测血液里凝血物质的情况了。

在此说明一下，阿司匹林、氯吡格雷属于抗血小板聚集药，抗凝治疗是不推荐的。

（2）转复并维持正常心律

转复窦性心律就是将房颤造成的无序杂乱的跳动重新变得整齐划一，恢复心脏正常搏动功能。常选择的药物包括普罗帕酮、胺碘酮等。

普罗帕酮：是一种抗心律失常药物，主要用于快速性心律失常。对于存在明显心脏结构改变的患者，使用普罗帕酮会存在一定的风险，可以改用胺碘酮。

胺碘酮：具有抗心律失常作用，作用机制像是减慢了信号传递的速度，传导变慢了，心率也就降下来了。但胺碘酮一般用于短暂的、阵发性的房颤治疗。对于持续性房颤的作用疗效并不十分理想，同时因其具有一定的不良反应，不建议长期服用。在服药期间需定期随访检查，减少不良反应的发生。

（3）控制心室率

主要包括美托洛尔、比索洛尔。研究表明，此类药物不仅可以降低房颤患者在安静状态下的心率，还对运动状态下的心率有一定的控制作用，目前作为房颤心率控制的主要一线用药。

（时莉晓　皮庆敏）

07 房颤的患者需要终生抗凝吗

房颤不仅是感觉到心慌，更重要的是有血栓栓塞的风险。

房颤是否需要抗凝治疗，有一个专门的记分量表，名字叫CHA2DS2-VASc评分，旨在帮助医生在治疗房颤患者时综合评估其脑卒中风险。根据《2016年欧洲心脏病学会心房颤动管理指南》，CHA2DS2-VASc评分≥2分的患者建议使用口服抗凝药物，优先选择新型口服抗凝药物。对评分为1分的患者，可根据个体情况建议抗凝治疗。这个量表中，S2和A2分别代表既往有血栓栓塞病史和年龄≥75岁。这两项因素可成倍增加患者血栓栓塞的风险，是房颤患者血栓栓塞的主要危险因素，所以这两项的评分各为2分。而A、H、C、D、Sc、V则分别代表年龄＞65岁、高血压、心力衰竭、糖尿病、女性和血管疾病（心肌梗死、复合型主动脉斑块以及外周动脉疾病），这几项分别代表1分。以上各项累计积分，评分≥2分的患者建议使用口服抗凝药物；评分为1分者，可以口服抗凝药物或不进行抗栓治疗；评分为0分者，即无危险因素，不需要抗凝治疗。

当然，根据房颤的具体类型，方案选择也有差别。对于阵发性房颤患者，通常会进行血栓栓塞风险的评估，参考量表评分为患者制定治疗方案。通常，低危患者无需接受抗凝治疗，中风险的患者应在权衡出血和获益的基础上考虑口服抗凝治疗，高风险的患者应接受口服抗凝治疗。在通过转复将房颤转为窦性心律的患者，可以不用长期服用抗凝药。

因此，房颤患者需要接受抗凝以及是否需要终生抗凝，取决于每个患者的具体情况，医生需要考虑多种综合因素，依照个体差异作出决定。

（时莉晓）

08 中医治疗房颤有效吗

从现有的临床资料看，中医治疗房颤拥有不错的临床疗效。在适当情况下，选择中西医结合治疗比单纯西药治疗的疗效更好。

目前临床常用的中药治疗包括汤剂和中成药。常见的方剂有炙甘草汤、天王补心丹、血府逐瘀汤等，需要根据患者的自身情况进行中医辨证分析，选择合适的方剂加减应用。中成药包括稳心颗粒、参松养心胶囊、柏子养心丸等，同样需要根据患者病情选择合适的中成药。此外，中医特色疗法如中药离子导入、中药泡洗和拔罐等，可以根据需要配合使用。

需要注意的是，在新发房颤以及房颤发作急性期还是以西医治疗为主，中药治疗并不能直接将紊乱的心跳恢复正常，而是在减慢心率、预防血栓形成、改善心脏功能等方面具有良好的疗效。

通过西医治疗积极纠正房颤，将不稳定、不规律的跳动转复成正常的窦性心律后，配合中医药相关治疗调整改善患者的整体情况，会对病情恢复起到积极的治疗作用。持续性房颤的患者也可以通过长期服用中药来缓解此病带来的不适症状，以期提高生活质量。

（时莉晓　皮庆敏）

09 北京中医医院有哪些治疗房颤的好方法

房颤，是一种常见的心律失常疾病，随着年龄增长发病率逐年升高，可引起脑栓塞、心力衰竭等并发症，严重影响患者的生活质量，甚至危及生命。

大量的临床研究发现，中医药在治疗房颤中具有良好的优势，可以明显减轻或者缓解患者的不适症状，并有不良反应小、安全性高的特点。对于阵发性房颤，通过中医治疗，可以使患者发作的间隔时间越来越长，持续时间越来越短，发作次数逐渐减少，甚至痊愈。对于持续性房颤，中医药也能改善其不适症状，减少并发症发生。

我院魏执真教授行医六十载，对心律失常做了非常深入的研究，建立了心律失常独特的"以脉为主，四诊合参""两类、十型、三证侯"的辨证思路和方法，经过长期、大量认真的临床实践和观察总结，对于难治性心律失常取得了满意的治疗效果。魏教授临证之得，秘不自珍，将治疗快速性心律失常的经验制成我院院内制剂"调脉合剂"。

调脉合剂，主要成分：太子参、麦冬、醋五味子、丹参、川芎、牡丹皮、赤芍、黄连、醋香附、香橼、佛手、麸炒白术。为深棕色的液体，具有益气养心，理气通脉，凉血清热的作用，主要用于气阴两虚，血脉瘀阻证，用于治疗心悸、气短、乏力、胸闷、胸痛等多种临床症状。每瓶 200mL，每次服用 30～50mL，每日 2 次。

调脉合剂在临床应用已有 10 余年。目前对调脉合剂治疗快速性心律失常进行了多项临床与基础研究，证实了该药的有效性和安全性，并且不断丰富具化了调脉合剂对于快速性心律失常治疗中的定位。经临床观察，单独应用调脉合剂治疗快速性心律失常 200 例，总有效率为 97.0%，显著疗效率为 69.5%。调脉合剂联合西药治疗一些类型的快速性心律失常，服用原抗心律失常西药停减率为 40.7%。

（时莉晓）

第七部分

心律失常——传导阻滞

01 心率慢是心脏病吗

不一定。心率慢可能是健康者的一种适应性反应，可能是心脏病，也可能是其他疾病导致的心脏伴随症状，需要结合不同情况去解释这一现象，不能简单地认为心率慢就是心脏病。

心率是指正常人清醒安静状态下每分钟心跳的次数，正常的心率范围是每分钟 60～100 次，超过 100 次/分钟就是心动过速，低于 60 次/分钟就是心动过缓。心脏受到自主神经的复杂调控，可以把它理解为人体的一个自动驾驶系统，不受人的意志控制。自主神经分为交感神经和迷走神经，交感神经相当于"油门"，能够加快心率，而迷走神经则相当于"刹车"，能减慢心率。所有能够影响自主神经的因素，如缺血、缺氧、药物等，都具备对心率的潜在影响。

心率慢的因素有以下 3 个方面。

（1）生理方面

与年龄和身体状况有关。关于运动员的心电图研究显示，相比于健康同龄人，运动员的心率更低，出现窦性心动过缓的概率会更高。通常认为，这是运动员的自主神经在长期运动刺激下产生的一种适应性反应，长期的训练使运动员的迷走神经张力增加导致窦性心动过缓。

（2）心脏疾病方面

窦房结功能障碍：也称病态窦房结综合征，窦房结是心脏的起搏点，起搏点的自身功能发生紊乱，不能产生正常电活动，或者产生的电活动不能传出去，就会导致心率变慢。

急性冠脉综合征：指给心脏供血的冠状动脉发生急性堵塞，从而引起心肌急性缺血缺氧的一种临床急症。窦房结及其周围组织主要由右冠状动脉供血，当右冠状动脉发生堵塞缺血时，迷走神经会因为缺血受到刺激，出现放电频率增加，导致心率减慢。

（3）非心脏疾病方面

药物：一些药物可能导致心率变慢，如倍他乐克或索洛尔等交感神经抑制药物、卡巴胆碱等治疗青光眼的药物或地高辛等抑制房室传导药物、沙利度胺等化疗药物等。

阻塞性睡眠呼吸暂停综合征：指睡眠时因上气道阻塞而反复发生的呼吸暂停或吸气气流减少。我们平时常说的"打呼噜"是其中的一种情况。呼吸不畅会导致身体缺氧，而迷走神经在受到缺氧的刺激下会发生兴奋而引起心率减慢。长时间的缺氧会造成心脏传导系统发生结构性的改变，使窦房结产生的冲动无法正常传下去，同样可能引发心动过缓。

甲状腺功能减退：甲状腺是人体非常重要的腺体，主要功能是分泌甲状腺激素。甲状腺激素是维持机体正常活动、增强身体能量代谢的重要激素，对心脏的影响包括加快心率、增强心肌收缩力、增加心输出量等。当甲状腺功能减退，甲状腺激素分泌不足时，可能会出现心跳减慢，心肌收缩无力。

肾脏疾病：钾是影响心肌电生理最重要的离子。正常肾脏对钾的清除是随时的，当肾脏疾病导致肾功能减退时，钾不能被及时清除，可能会出现高钾血症。当血钾明显升高时，心率可能会减慢，升高严重时，甚至可能会出现心室颤动甚至心室停搏。因此，患有肾脏疾病的患者需要定期监测电解质。

综合来说，心率慢不一定是心脏病，心率慢可能是生理性的，也可能是病理性的，需要到医院完善心电图、Holter、超声心动和离子水平等相关检查进一步评估。

（时莉晓 刘思娜）

02 窦性心律都是正常的吗

窦性心律不一定是正常的。

窦性心律是指由正常心脏起搏点窦房结发出激动所形成的心律。窦房结是人体右心房上一个特殊的细胞构成的小结节，可以自动地、有节律地产生电信号，电信号按传导系统的顺序依次传送到心脏的各个部位，使心肌细胞有规律地收缩和舒张，是心脏起搏点，被称为心脏搏动的最高"司令部"。

窦房结每发生一次冲动，心脏就会跳动一次。正常情况下，成人的心跳为 60 ～ 100 次 / 分钟。如果窦房结发出冲动过快，超过 100 次 / 分钟，就是"心跳过快"，医学上称作窦性心动过速，而低于 60 次 / 分钟，就是"心跳过慢"，医学上称作窦性心动过缓，其病因可能为功能性的，也可见于器质性心脏病和非器质性因素。其产生主要与交感神经兴奋和迷走神经张力降低有关。

如果窦房结发出的电冲动不规律，导致心脏不能规律地跳动，就会出现窦性心律不齐。多数情况下，为呼吸性窦性心律不齐，以儿童及年轻人多见，常在屏气时心律规整，也可见于器质性心脏疾病等。

如果窦房结暂时性停止工作，就会出现窦性停搏。有时某些疾病（冠心病、心肌炎等）会导致持续的窦性心动过缓、窦房阻滞、窦性停搏等多种异常，从而出现头昏、晕厥等一系列临床表现，临床称为病态窦房结综合征。

除了窦房结，正常的心律还需要多个部位共同维持，如房室结、希氏束、左束支、右束支等。当这些部位出现传导异常，如不同类型的房室传导阻滞、束支传导阻滞等，也可出现异常心律。

总而言之，窦性心律只是正常心电图的基础，若不是窦性心律，心电图肯定不正常。若是窦性心律，只能说心脏的激动是由窦房结发放的，但可能会有冲动发放过快、过慢、向下传导异常等病理情况。

（时莉晓　刘思娜）

109

03 病态窦房结综合征是怎么回事？有危险吗

病态窦房结综合征，是窦房结病变导致功能减退，产生多种心律失常的综合表现。患者可在不同时间出现一种以上的心律失常。常见病因有心肌病、冠心病、心肌炎，亦常见于结缔组织病、新陈代谢或浸润性病症等疾病。除窦房结以及相邻组织外，一部分心脏电传导系统也可能累及，造成多处潜在性起搏点和传导功能问题。

病态窦房结综合征从出现病症到病症比较严重能长达 5 ~ 10 年或更长。极少数亚急性发病，并发于亚急性心肌梗死和急性心肌炎。临床症状轻重不一，多是心跳迟缓引发的心、脑、肾等内脏器官血供不足造成的病症，以心、脑供血不足造成的症状为主导。

症状轻的患者可出现困乏、头晕目眩、失眠、记性差、反应迟钝或易兴奋等，较易被误诊为神经官能症，老年患者还易被误诊为脑卒中或神经衰弱综合征。情况严重可造成短暂性黑矇、前兆晕厥、晕厥或阿 - 斯综合征。一部分患者合并短阵室上性高频率性心律失常发病，当高频率性心律失常发病时，心跳可突然加快达 100 次 / 分钟以上，持续时间长短不一，而当高频心率突然中断后可能会有心脏中止伴或不伴昏厥发病。比较严重的心动过缓或心跳过速除了可造成心悸外，还可能会加剧原来的心脏病病症，造成心力衰竭或心绞痛。

（时莉晓　刘思娜）

04 ▶ 传导阻滞是怎么回事

　　心脏存在电传导系统，可以理解为心脏内的电线，电线出现传导缓慢、传导阻断，统称为传导阻滞。心脏的传导阻滞有很多种，包括窦房传导阻滞、房内传导阻滞、房室传导阻滞以及室内传导阻滞等，以房室传导阻滞和室内传导阻滞为主。

（1）房室传导阻滞

　　根据病情轻重分为以下3种。

　　一度房室传导阻滞：是房室传导阻滞中最轻的一型，表明电信号传导缓慢。心房的"司令官"发出的指令从心房走到心室时，总是要慢半拍才向下传达指令，但最终还是能够让心室跳动听从心房的指挥。

　　二度房室传导阻滞：分为Ⅰ型和Ⅱ型。

　　二度Ⅰ型房室传导阻滞，较一度房室传导阻滞要严重一些。此时，"中转站"房室结拖延传达指令的时间。也就是说，心房向心室传导命令时，介于中间的"中转站"房室结并不情愿向下传达指令，总是拖延时间，而且越来越拖延，直至漏传一次指令，发生一次心脏停跳。表现为心电图上P-R间期随心跳逐渐延长，直至发生一次停搏，即有一次指令不能传达到心室。

二度Ⅱ型房室传导阻滞，其危险性又大于二度Ⅰ型房室传导阻滞。此时，"中转站"房室结会按时将指令传递到心室，但房室结会定期偷懒，将收到的指令藏起来，并不继续将其下传至心室，从而造成心脏的一次突然停跳。在心电图上经常表现为若干个正常心动周期后突然出现一个 P 波后面没有 QRS 波群，即一个指令不能下传，而其前面并没有 PR 间期延长的现象。

三度房室传导阻滞：又称为完全性房室传导阻滞。此时，"中转站"房室结索性"罢工"了，任何来自"司令官"窦房结的指令统统不下传。但是心室中不少结构组织都可以发出指令并让心脏跳动，只不过这些结构组织正常情况下都听从"司令官"窦房结的指令，自己保持沉默。当没有窦房结的指令时，这些结构组织意识到如果它们再继续沉默下去心脏就会完全停跳，人体就会有生命危险，于是它们开始自己发出指令控制心室的搏动，只不过这些指令的频率没有窦房结发出的快，因此心跳慢于正常心率。心电图表现为心房与心室各自独立活动、没有关联；心房率快于心室率，心室率缓慢，通常为 30 ~ 45 次 / 分钟。

（2）室内传导阻滞

在心脏的电传导系统里，传导束"电线"在心室开口的交界地方会分成两根，一根支配左心室叫"左束支"，一根支配右心室叫"右束支"。左、右束支传导阻滞是两种常见的心律失常。

举个例子，左右束支相当于两条左右心室传导的"高速公路"，二者快速传导使左右心室同步收缩，当其中一条传导通路发生故障时，则通过心室肌的"普通公路"下传，左右心室传导速度不一致，导致左右心室收缩不同步。心电图上主要表现为 QRS 波的增宽和形态改变。

（时莉晓　刘思娜）

05 心率慢怎么治疗

心率慢属于缓慢型心律失常，它分为生理性和病理性。生理性的心率慢多见于健康的青年人、运动员及睡眠状态，是一种正常的生理状态，一般对健康无害。病理性的心率慢由一些疾病或药物引起，包括心脏本身的疾病和非心脏本身的疾病。无症状的窦性心动过缓通常无须治疗，伴有症状的心率过缓需要到医院进行规范治疗。

西药治疗主要针对一些功能性的和一过性的心律失常。器质性心脏病（尤其是急性心肌梗死）患者或者症状明显的人，可以给予阿托品或者异丙肾上腺素等药物，以提高心率，还可以使用多巴胺或者多巴酚丁胺以提高心率，但是目前的西药往往只能够在短期内使用，尚没有可以长期应用、不良反应小、安全有效的西药。对窦房结功能受损所致的心率偏慢且药物治疗效果欠佳的患者，需安装心脏起搏器，以避免出现脑梗死等危险情况。

从中医上说，心率慢属中医学"迟脉证、缓脉证、心悸、胸痹、厥证"等范畴，其病因较为复杂，有体质因素，饮食劳倦，情志所伤，亦有因感受外邪或药物中毒等所致；其病机是虚损为本，邪实为标，虚实夹杂。中医治疗需四诊合参，辨证论治，并积极治疗原发病，从而达到良效。

（时莉晓　刘思娜）

06 ▶ 心脏起搏器适用于哪些人群

心脏起搏器是一种能产生脉冲电流以刺激心脏，使其兴奋并搏动的电子仪器。心脏起搏器是一种微型计算机，大小如同两个银元叠放一般，它们通常被植入在左侧或右侧锁骨下方的皮肤内，导线顺着血管进入心脏，电极接触心房和（或）心室的心肌。心脏起搏器可监测心率（心跳的速度）以及心律（心跳的节律和来源），并在心脏不搏动或搏动太慢时进行电刺激。

心脏起搏器主要用于治疗各种原因引起的严重缓慢性心律失常，如三度房室传导阻滞、病态窦房结综合征等。目前应用比较广泛，也是抢救急危重症患者的仪器之一。心脏起搏器主要适用于以下人群。

严重的心跳过慢。心脏停跳 3 秒以上或心率经常低于 40

次/分钟，尤其是出现眼前发黑、突然晕倒的患者，应该植入起搏器。这也是起搏器最主要和最初的治疗范畴。当然这其中包含很多心律失常的类型，对应需要不同类型的起搏器，具体需要到医院进行系统评估。

心脏收缩无力。疾病若破坏了心肌，或改变了其原有形态，会导致心肌无法有力收缩。心脏收缩功能下降就会引起心脏泵血不足，身体各部分无法获得充足的新鲜血液，造成头晕、胸闷、乏力等各种症状。如药物治疗无效的充血性心力衰竭、严重肥厚性梗阻型心肌病，可以安装某种类型的起搏器，同步产生多个电刺激命令，帮助心肌收缩。

心跳骤停。心脏停止跳动数分钟就能致死，一些疾病可引发心跳骤停或致命性恶性室性心律失常（如快速室性心动过速、心室颤动），可以安装具有除颤器功能的起搏器，能恢复心脏有规律的跳动。

（时莉晓　刘思娜）

07 ▶ 心率慢的人经常感觉到乏力、气短，可以吃人参提高心率吗

当心脏得不到充足的血氧滋润时，不仅会使人体出现心悸、气短等症状，还会导致其他脏腑受到影响，使人体出现虚弱无力等多

种症状，这很有可能是气虚的表现。出现了这种情况，建议到医院进行中医疾病的辨别，通过望、闻、问、切四诊合参，辨证论治。

人参为五加科植物人参的干燥根和根茎，根据不同的加工方法可分为红参、生晒参、糖参等。人参具有很高的药用价值，主要成分包括人参皂苷、多糖、蛋白质、有机酸、挥发油等，发挥生理活性最重要的成分是人参皂苷。人参味甘微苦，性微温，归脾、肺、心、肾经，具有大补元气，复脉固脱，补脾益肺，生津养血，安神益智的功效，可用于体虚欲脱，肢冷脉微，脾虚食少，肺虚喘咳，津伤口渴，内热消渴，气血亏虚，久病虚羸，惊悸失眠，阳痿宫冷。人参适用于虚证者，对于实证、热证忌服，阴虚内热和腹胀满者也不宜长期单用。

人参作为百草之王，已有上千年的药用历史，现代用于防治心律失常药理作用显著，毒副作用少，在临床上应用十分广泛。研究发现，人参对心脏的作用与强心苷相似，能提高心肌收缩力，大剂量则减弱收缩力并减慢心率。

大量或长期服用人参可出现中毒反应：口服 3% 人参酊100mL，有轻度不安和兴奋反应，如一次口服 200mL 或大量人参根粉，可致中毒，出现失眠、抑郁、玫瑰疹、瘙痒、头痛、眩晕、心悸、体温升高、血压升高及出血、性机能减退、体重减轻等表现。健康壮实者过量服用后常感闭气、胸闷、腹胀。有报道，有人平素无病，一次顿服人参 40g 或煎汁 200mL，可致左心力衰竭、消化道大出血而死亡。所以，不可将人参作为万灵药而无针对性地随便使用。

（时莉晓　刘思娜）

08　患者安装了心脏起搏器后可以运动吗

患者安装了心脏起搏器后，虽然心率慢的情况转危为安了，但不少患者却也因此过得如履薄冰，不敢跳、不敢动，甚至连走快点都提心吊胆。也有的患者与此相反，无所顾忌，想做什么做什么，结果导致心脏起搏器功能失常，甚至引发严重后果。因此，掌握安装心脏起搏器后的运动要领，对于起搏器的维护、疾病的康复，起着至关重要的作用。

术后早期只要把握活动"慢"的原则，自由的活动是不受限制的。在手术1周以后，伤口往往已经恢复良好，日常的活动如提重物、做家务是不受任何限制的，但是剧烈的体育活动还是尽量避免。手术后3个月，起搏器导线已经非常牢固，许多活动如打太极、跳绳、游泳都是不受影响的。但运动时仍有禁忌，如外出旅游，乘坐飞机、火车时，注意不要过分使用肩臂部位，不要进行一些与他人身体接触、对抗的剧烈运动，以免起电极导线断裂或起搏器损害。还要避免术侧手臂剧烈、大幅度地挥甩，如打球，拉单杠、双杠等，避免从高处跳下、快跑、俯卧撑等对上肢负重、牵拉要求较高的运动。

所以，术后应结合原发病的情况进行日常的体育锻炼，散步、慢跑、游泳都是较好的运动方式。但要注意避免有磁疗功能的健身器械，这对起搏器的正常工作会有影响。

（时莉晓 刘思娜）

09 安装了心脏起搏器的患者可以做磁共振吗

需根据心脏起搏器的型号和类型判断是否可以做磁共振（MRI）检查。

早期生产的普通起搏器安装后不能进行 MRI 检查，因为普通起搏器在进入 MRI 扫描时，会遇到 3 个强大的电磁场：主磁场、梯度磁场和交变磁场。主磁场对起搏器最主要的影响是使起搏器过感知，引起起搏抑制。如果是起搏器依赖患者，当他进入 MRI 磁场后，起搏器会停止发放脉冲。在梯度磁场，可以与交变磁场一起导致异常电刺激发放，也会导致心律失常。在射频磁场，可以使导线温度升高，使导线与心肌接触部位心肌受损，导致起搏阈值增高，很大影响起搏功能。因此，早期的起搏器在 MRI 下是不安全的。

近年来出现的 MRI 兼容起搏器可以进行 MRI 检查。MRI 兼容起搏器的改进在于它能有效控制簧片开关。此外，内部电源有供电电路保护，防止磁力能量对内部电路的干扰，且有最小化的铁磁元件，可减少磁性对系统的影响。导线连接处使用滤波电容，还能最大限度地减少能量在电极顶端的释放。这种起搏器在导线构造和内部设计上也做了改进，能减少导线发热。

总之，MRI 是多种疾病的黄金诊断及评估工具，在临床广泛应用，随年龄增长 MRI 检查的概率明显增加。患者植入起搏器前，需对其今后进行 MRI 扫描的概率进行评估，特别是脑血管疾病，脊椎病变、肿瘤等。对于安装新型起搏器的患者是否可做磁共振检查，应查阅其起搏器型号并咨询专业医生。

（时莉晓　刘思娜）

10　安装了心脏起搏器的患者可以坐飞机吗

心脏起搏器本身不受交通工具的影响，只要身体允许，患者可以乘坐任何交通工具。所以，飞机或者高空对起搏器的工作不会产生影响。

需要提醒的是，常规安检的金属探测器会探测到起搏器，需要出示起搏器植入证明或起搏器识别卡，二者在乘坐飞机的时候需要带上。起搏器识别卡上要有患者姓名、性别、植入器械的品牌、型号和起搏器的序列号等信息，起搏器的序列号是全球唯一的，在国外也有效。在机场、高铁等安检时，出示该卡，可顺利通过安检。

外出旅行时随身携带起搏器植入证明，不仅在安检、登机时方便查验，在紧急需要时还能尽快地向医护人员提供准确的信息，及时给予适当的治疗。

很多患者还担心，在进行安检时，由于起搏器是一个金属异物，会被机场的安检仪检测出来。但是，安检门对起搏器没有影响，您只要快速通过就可以。对于手持安检仪，您只要告诉安检人员您安装有起搏器就可以了。安装起搏器在安检员眼里早已不再是"特殊情况"，各公司亦有规定，并不影响乘机。

（时莉晓　刘思娜）

第八部分

心力衰竭

01 ▶ 什么是心力衰竭

　　心力衰竭主要是指心脏收缩或舒张功能出现障碍时所引起的一种临床综合征，主要表现为呼吸困难、乏力及浮肿等症状。心力衰竭几乎是所有心脏疾病的最终归宿，一旦临床确诊，有较高的死亡率，其5年生存率与恶性肿瘤相当。

　　心脏像水泵一样不停地将血液输送到全身的动脉血管，当心脏的收缩和（或）舒张功能发生障碍时，就不能将静脉回流至心脏的血液充分排出，导致动脉系统血液灌注不足，以致血压降低，肾脏、肌肉等组织血供减少而出现少尿、乏力等症状；静脉系统回流至心脏血流受阻，导致血液淤积在肺、肝、胃肠道及下肢等，从而引起呼吸困难、食欲减退、肝肿大及下肢浮肿等症状和体征。

（来晓磊　连妍洁）

02 ▶ 哪些疾病会引起心力衰竭

　　随着人们生活水平和医疗技术的不断进步和发展，人们的人均寿命不断延长，老龄人口增多，心力衰竭的发病患者数量不断增加，哪些疾病会引起心力衰竭？

　　缺血性心肌损害：冠状动脉疾病导致缺血性心肌损害如

心肌梗死、慢性心肌缺血，是引起心力衰竭最常见的原因之一。

高动力负荷：压力负荷过重，常见于高血压、主动脉瓣狭窄和肺动脉高压等；还有容量负荷过重，如瓣膜关闭不全、血液反流等都可以导致心力衰竭。

原发性心肌损害：各种类型的心肌炎及心肌病均可导致心力衰竭，以病毒性心肌炎和原发性扩张型心肌病最为常见。其他遗传性心肌病，如家族性扩张型心肌病、肥厚型心肌病、右室心肌病、心肌致密化不全、线粒体肌病、中毒性心肌病（酒精或可卡因中毒等）、心动过速诱导的心肌病、围产期心肌病、应激性心肌病等，亦可引起心力衰竭。

引起心力衰竭的诱因包括：感染、心律失常、血容量增加、过度体力消耗或情绪激动、治疗不当、原有心脏病变加重或并发其他疾病。

（来晓磊　连妍洁）

03 ▶ 诊断心力衰竭要做哪些检查

主要有一般检查和特殊检查。

一般检查有以下 4 个方面。

心电图：心电图简单常用，可以明确心律、心率、波形等，帮助判断有无心肌缺血、心肌梗死或心脏肥大等。24 小时动态心电图更能帮助评估有无心律失常、无症状性心肌缺血。

X 线胸片：可以识别 / 排除肺部疾病或其他引起呼吸困难的疾病，如果有明显的肺淤血、肺水肿和心脏增大，胸片上会有所体现。但是，胸片正常也不能够排除心力衰竭。

血清生物标志物：B 型利钠肽（BNP）或 N 末端 B 型利钠肽原（NT-proBNP），多用于心力衰竭的筛查和鉴别诊断。通过 NT-proBNP 诊断心力衰竭时，医生会根据患者年龄、肾功能、有无其他心血管疾病或非心血管疾病进行分层，并结合病史综合判断。尤其是房颤、高龄、肾功能不全患者，BNP 常常会偏高。肌钙蛋白帮助判断病因，尤其是有无心肌梗死。

超声心动图：是评估心脏结构和功能的首选方法。要判断有无心力衰竭以及心力衰竭的类型和程度，一定要做超声心动图。它能提供心房心室容量、左右心室收缩和舒张功能、室壁厚度、瓣膜功能的信息，并对心力衰竭的病因有一定提示作用。

特殊检查有以下 7 个方面。

心脏磁共振：是测量左右心室容量、质量和射血分数的"金标准"，可帮助诊断先天性心脏病、扩张型心肌病等，也可显示心肌组织的病变特征，明确病因。

冠状动脉造影：是判断有无冠状动脉病变的"金标准"，对于经药物治疗后仍有心绞痛的患者，合并有症状的室性心律失常或有心脏停搏史患者，有冠心病危险因素、无创检查提示存在心肌缺血的心力衰竭患者，需行冠状动脉造影明确诊断。

冠状动脉 CTA：对低中度可疑冠心病、危险因素少的心力衰竭患者，可考虑行冠状动脉 CTA，以排除冠状动脉病变或狭窄。

心肺运动试验：一种全面整体地观察从静息到运动状态心肺代谢等多系统功能，对整体功能进行无创评估的临床检测方法。

6 分钟步行试验：能评估患者的运动耐力，通常情况下 6 分钟步行距离 < 150 米为重度心力衰竭，150 ～ 450 米为中度心力衰竭，> 450 米为轻度心力衰竭。

基因检测：对肥厚型心肌病、特发性扩张型心肌病、致心律失常性右室心肌病患者，推荐进行基因检测和遗传咨询。

生活质量评估：主要运用心理学量表，对心理健康、躯体健康和社会功能等进行多维度量化评估。

辅助检查对于心力衰竭的诊断、评估和治疗非常重要，适当了解检查，配合医生完成相关检查，才能使病情得到更好的评估，从而制定优化治疗方案。

（来晓磊　连妍洁）

04 ▶ 经常感觉疲乏，活动时气喘，是心力衰竭的表现吗

实际上，活动时引起气喘的原因有很多，包括病理性、生理性以及心因性（精神性）等方面，而心力衰竭尤其是左心衰竭仅

仅是其中病因之一，因此临床上还需要仔细甄别。我们首先要判断有没有可以引起心力衰竭的原发疾病（如冠心病、心肌病等），其次要判断有没有引起心力衰竭的诱发因素（如感染、情绪激动等），最后要判断有没有心力衰竭的其他表现（如夜间阵发性呼吸困难、活动耐力下降等），既往是否有心力衰竭病史。怀疑有心力衰竭的表现，一定要及时就医。

一些疾病也可以引起气喘，如呼吸系统疾病：慢性支气管炎、肺气肿、肺纤维化、肺栓塞、哮喘等。该类人群应当及时就医，原发疾病得到治疗和控制，气喘的症状也能随之改善。气喘也可能是生理性的，一些活动时气喘的患者，经过检查既没有心肺功能异常，也没有其他相关疾病的存在，这可能是生理性呼吸困难。这些患者大部分为平时缺乏运动、身体肥胖、运动耐量较低者，一旦运动容易造成气喘。还有一些患者经常会出现气喘，尤其是在生气或情绪波动时发生，平时活动时并无气促的发生，也没有器质性疾病的存在，这部分患者常常存在焦虑、情绪紧张、压力过大或抑郁等心理问题。

总之，活动时气喘的原因由多方面因素造成。如果出现明显的活动时呼吸困难的症状，应当及时到医院就诊，首先排除可能影响运动耐量甚至威胁生命的心肺疾病。对于生理性气喘，应当保持良好的生活方式，规律运动，以提高运动耐量。心因性气喘，应着重于心理调整和疏导，保持良好的心态。

（来晓磊　连妍洁）

05 ▶ 急性心力衰竭有危险吗？需要紧急抢救吗

急性心力衰竭是指由于各种原因导致心力衰竭症状或体征迅速发展恶化的一组临床综合征，临床上最常见的是急性左心衰竭。急性左心衰竭是由于多种原因导致急性心肌收缩力下降、左心室舒张末期压力增高、心排血量下降，从而引起以肺循环淤血为主的缺血缺氧、呼吸困难等临床证候群，常以突发严重呼吸困难、呼吸频率加快、强迫坐位、面色灰白、青紫色，大汗、烦躁、频繁咳嗽、咳粉红色泡沫状痰为主要症状，重者伴心源性休克。

急救处理分为家庭急救和医院救治。

家庭急救：让患者采取坐位，可坐在床边或椅子上，双腿自然下垂或踩在小板凳上，上身前倾。这种姿势能有效减少回心血量，减轻心脏的负担，同时横膈下降，使肺活量增加，呼吸困难有所缓解。急性左心衰竭患者往往有濒死感，心情紧张，心率加快，心脏负担加重，对患者十分不利，家属应尽力安慰患者，消除其紧张情绪。家中如有吸氧条件应立即给予患者吸氧，并及时拨打"120"急救电话。

医院救治：患者取坐位双腿下垂以减少静脉回流，吸氧，需要时要进行机械通气，应用吗啡、利尿药、血管扩张剂、洋地黄类药物等消除诱因，并积极治疗原发疾病。

急性心力衰竭是非常危险的疾病，它的特点是病情变化快，且危及生命，必须严密观察病情，即使在现有的医药条件下，死亡率也高达3%，而且急性心力衰竭患者一年内再次住院的概率超过50%。一旦患者出现心源性休克，每年死亡率高达50%～70%。所以，一旦出现急性心力衰竭症状，需要及时送往医院进行抢救。

（来晓磊 连妍洁）

06 ▶ 慢性心力衰竭需要住院治疗吗

慢性心力衰竭是否需要住院治疗主要取决于心力衰竭的严重程度。

我们将心力衰竭的心功能分为4个级别。

Ⅰ级：患者患有心脏病但体力活动不受限制，平时一般活动不引起疲乏、心悸、呼吸困难、心绞痛等症状。

Ⅱ级（轻度心力衰竭）：体力活动轻度受限。休息时无自觉症状，一般的活动可出现上述症状，休息后很快缓解。

Ⅲ级（中度心力衰竭）：体力活动明显受限。休息时无症状，轻于平时一般的活动即引起上述症状，休息较长时间后方可缓解。

Ⅳ级（重度心力衰竭）：不能从事任何体力活动。休息时亦有心力衰竭的症状，体力活动后加重。

心功能Ⅰ～Ⅱ级的患者，在病情平稳时是不需要住院的，一旦因感染、心律失常等诱发，出现劳力性呼吸困难、咳嗽、咳痰加重等症状时，要进行住院治疗。心功能Ⅲ级～Ⅳ级的患者，由于心力衰竭的病情相对较重，是需要住院治疗的。在住院期间要对心力衰竭的严重程度进行全面评估，通过 BNP、心电图、心脏彩超、血常规和尿常规、肝肾功能等明确患者一般情况。根据患者的症状，积极的给予治疗以改善症状及远期预后。若是感染诱发的心力衰竭加重，还要积极地控制感染。

慢性心力衰竭患者在病情稳定期间要注意低盐、低脂饮食，适当保持良好的心情，不要过度劳累、生气及熬夜，避免受凉，结合自身的身体情况进行合理的运动，定期门诊进行随访。

（来晓磊　连妍洁）

07 ▶ 治疗心力衰竭有哪些药物

治疗心力衰竭的药物包含改善预后和改善症状的药物。

改善预后。

预后，是指预测疾病的可能病程和结局；改善预后，也就是改善疾病的结局。以下三类药物被人们称作治疗心力衰竭的"金三角"，它们不仅能改善症状，还能降低心力衰竭患者的住院风险和死亡率。

肾素－血管紧张素系统抑制剂（ACEI/ARB/ARNI）：ACEI 即血管紧张素转换酶抑制剂，常用药物有培哚普利、依那普利、福辛普利等。ACEI 能降低心力衰竭患者的住院风险和死亡率，改善症状和运动能力。不管轻、中、重度心力衰竭患者，都能获益。ARB 即血管紧张素 II 受体拮抗剂，常用药物有缬沙坦、氯沙坦、坎地沙坦等。ARB 作用与 ACEI 相似，常用于不能耐受 ACEI 的患者。ARNI 即血管紧张素受体－脑啡肽酶抑制剂，代表药物是沙库巴曲缬沙坦钠。ARNI 兼有 ARB 和脑啡肽酶抑制剂的作用，与单纯的 ARB（沙坦类）相比，能更有效地降低心血管死亡和心力衰竭住院的风险。

β 受体阻滞剂：常用药物有酒石酸美托洛尔、琥珀酸美托洛尔、比索洛尔等。β 受体阻滞剂能改善患者症状和生活质量，降低死亡、住院、猝死风险。

醛固酮受体拮抗剂：常用药物有螺内酯。研究证实，在使用 ACEI/ARB、β 受体阻滞剂的基础上加用醛固酮受体拮抗剂，可降低全因死亡、心血管死亡、猝死和心力衰竭住院风险。

"金三角"在心力衰竭治疗上的联合应用，让更多患者看到了生的希望。近年来，由钠－葡萄糖协同转运蛋白 2（SGLT-2）抑制剂（如恩格列净、达格列净）拉起的"四驾马车"再次将慢性心力衰竭的药物治疗带进新时期，对心、肾、脑都具有保护作用。最新指南提出的"四驾马车"各具特点，应以其为基石尽早联用，有助于最大限度地减少患者临床中不良事件的发生。随着对心肌能量学的研究，新型口服药可溶性鸟苷酸环化酶刺激剂维利西胍成为心力衰竭药物治疗的一种新选择，有研究人员提出其有望成为继"新四联"法之后的五联药物之一。

改善症状。

除了改善预后，缓解症状、减轻患者的病痛也是我们治疗疾病的重要目标。以下几类药物，就能通过不同的途径，改善心力衰竭患者的症状。

利尿剂：常用药物有呋塞米、托拉塞米、氢氯噻嗪、托伐普坦等。利尿剂能消除水钠潴留，有效缓解心力衰竭患者的呼吸困难及水肿、改善运动质量。有明显液体潴留的患者首选襻利尿剂（呋塞米、托拉塞米）；噻嗪类利尿剂仅适用于有轻度液体潴留、伴有高血压且肾功能正常的心力衰竭患者；托伐普坦对顽固性水肿或低钠血症疗效更显著。

血管扩张药：包括硝酸酯类药物、硝普钠、重组人利钠肽、乌拉地尔等。此类药物通过扩张血管，减轻心脏负荷，从而改善心力衰竭患者的相关症状。尤其适用于伴有高血压的急性心力衰竭患者。

正性肌力药：包括多巴酚丁胺和多巴胺、磷酸二酯酶抑制剂、洋地黄类、钙增敏剂等。短期静脉应用此类药物可增加心输出量，升高血压，缓解组织低灌注，维持重要脏器的功能。适用于低血压（收缩压 < 90mmHg）和 / 或组织器官低灌注的患者。

其他：除以上四类药物外，中医药和改善心肌能量代谢药物（如曲美他嗪、辅酶 Q10 等）也可缓解患者症状。

随着医学的发展，治疗心力衰竭药物的种类也更加丰富。简单来说，改善预后的药物，在没有症状的情况下也仍需服用；而改善症状的药物，在症状缓解的情况下则无须长期服用，甚至不能长期服用。但每一种药物都各有其适应证、禁忌证，应当由医生根据患者病情的具体情况，作出选择。

（来晓磊　连妍洁）

08 中医如何认识心力衰竭

中医学对心力衰竭最早的描述见于《黄帝内经》，原文言，"心气始衰，苦忧悲，血气懈惰，故好卧"。汉代张仲景在《金匮要略》中首先提出了"心水"的病名，书中言，"心水者，其人身重而少气，不得卧，烦而躁，其人阴肿""水停心下，甚者则悸，微者短气"。唐代孙思邈所著的《备急千金要方》中记载有心力衰竭的症状，书中言，"凡心下有水者，筑之而悸，短气而恐"。"心力衰竭"这一病名首见于宋代《圣济总录》，心力衰竭在中医多归于"喘证""水肿""胸痹""心悸"等范畴。

从古籍中所知，心力衰竭的基本病机在于"本虚标实"，其病因多为心阳不振，阳虚水泛或阳虚血瘀，表现为心悸怔忡，喘满咳唾，不能平卧，小便不利，身体浮肿等症状。明代王肯堂编撰《证治准绳》时提出该病的治疗应在利水的基础上加用温阳的方法："若心气不足，肾水凌之，逆上而停心者，必折逆气，泻其水，补其阳。"

（来晓磊　连妍洁）

09　哪些中药可以治疗心力衰竭

众多研究表明，中医药治疗心力衰竭具有独特优势，在临床上与西药联用表现出良好的疗效。

中药汤剂。可随证加减，调节阴阳，扶正祛邪。"真武汤"为温阳利水的经典方剂，出自张仲景的《伤寒杂病论》，方药组成为：茯苓、芍药、白术、生姜、附子，是治疗证属脾肾阳虚、水湿内停之心力衰竭的要方。研究表明，真武汤加减可有效改善心力衰竭患者的心功能，并提高其生存质量。此外，根据心力衰竭的不同证型，苓桂术甘汤、葶苈大枣泻肺汤、生脉散、血府逐瘀汤、参附汤等亦较为常用。

中药注射液。是从中药中提取的有效成分，目前临床用于治疗心力衰竭的中药注射液主要有参麦注射液、生脉注射液、黄芪注射液化、参附注射液等。研究表明，这些中药注射液大部分含有益气温阳的中药成分，具有药效迅速、疗效肯定等优点。

中成药。如芪苈强心胶囊、芪参益气滴丸、麝香保心丸等在临床应用亦较为普遍。

我院许心如教授根据心力衰竭气虚血瘀水停的病机，在国内率先提出"泻肺利水法"治疗心力衰竭，以《金匮要略》葶苈大枣泻肺汤和防己黄芪汤为主方组成心力衰竭系列合剂与强心栓，前期研究显示心衰系列合剂具有扩张血管、利尿及正性肌力等作用，具有较好的临床疗效。近年来的研究表明心力衰竭系列合剂可调整心力衰竭患者神经内分泌、改善左室重构、减少细胞凋亡。

北京中医医院心血管科不断丰富许心如教授"泻肺利水"这一中医治法，深入探讨其作用机理并对疗效进行客观评价，并在泻肺利水法治疗的基础上，加用益气、温阳、活血等法，进一步完善了心力衰竭的中医治法，形成了以泻肺利水法为基础治法的心力衰竭系列合剂和独具特色的心力衰竭病诊疗常规。目前，泻肺利水法已经成为中医药防治心力衰竭领域广泛应用的治疗方法。

（来晓磊　连妍洁）

第九部分

高血压

01 高血压的诊断标准是什么

高血压是我国最常见的慢性病之一,近年来发病呈年轻化趋势,高血压可以造成心、脑、肾、眼底、大血管等靶器官损害,及早诊断并控制血压可改善疾病预后。因此,知晓正常血压范围及高血压的诊断标准十分重要。

根据《中国高血压防治指南(2023版)》,高血压诊断标准为:在未使用降压药物的情况下,非同日3次测量诊室血压,收缩压(高压)≥140mmHg和(或)舒张压(低压)≥90mmHg。如果收缩压(高压)≥140mmHg和舒张压(低压)<90mmHg,那么就为单纯收缩期高血压。

要理解高血压的诊断标准,首先应明确未使用降压药这一前提。其次应注意测量血压应安静休息至少5分钟后再测量,并且单次测得高于正常水平不能诊断为高血压,至少应非同日测量3次。此外,仅高压≥140mmHg或仅低压≥90mmHg,也可以作为高血压诊断的依据。

一些患者可能在诊室无法排解紧张情绪,出现血压偏高的现象,我们可以根据动态血压监测或家庭血压监测作为诊断依据。其中,动态血压监测的高血压诊断标准为:全天平均收缩压/舒张压≥130/80mmHg;白天≥135/85mmHg;夜间≥120/70mmHg。家庭血压监测的高血压诊断标准为

≥ 135/85mmHg，与诊室血压 140/90mmHg 相对应。

根据血压正常范围与高血压的界定值来初步判断血压是否有问题，有助于我们早期发现高血压，尽早求医治疗。

（刘　巍　张荩元）

02 什么是动态血压监测

动态血压监测是一种连续 24 小时监测血压而不影响患者日常活动的检查手段，可获得 24 小时内多次血压数值。

动态血压监测的测量方法是让患者佩戴一个动态血压记录器，由一个小盒子和一个血压测量袖带组成，袖带戴在上臂，小盒子带在身上。在日常生活环境自由行动，仪器会自动按设置时间间隔（一般是 15 ～ 30 分钟）进行血压测量，提供 24 小时期间的血压测量数据。这些数据包括收缩压（高压）、舒张压（低压）、24 小时平均动脉压、心率、日间平均血压、夜间平均血压、血压最高值和血压最低值、每小时平均血压、血压负荷等。可以直观看到一天的血压波动、血压高不高、什么时候高，适用于血压诊断不明确的患者。

24 小时动态血压监测有以下优点。

首先，使用动态压测量仪器，测量次数多，无测量者误差，可以更为准确地反映患者的血压水平。其次，可以避免"白大衣效应"，即患者来到医院看见医生感到紧张引起的血压偏高。此外，可以测量夜间睡眠期间血压，有助于诊断单纯性夜间高血压。正常血压是有昼夜节律性的，夜间血压要比白天降低10%～20%。有些患者由于神经过度兴奋、盐摄入过多、睡眠时打鼾并出现呼吸暂停等情况，造成夜间高血压，因此需要24小时持续监测血压，以此来评估夜间血压的情况。最后，动态血压监测还能评估降压疗效、全天的血压控制情况。

总之，24小时动态血压监测可以避免情绪、运动、进食、吸烟、饮酒等因素对单次测量血压产生的影响，可以较为客观真实地反映血压情况及全天变化规律。因此，动态血压监测已成为诊断高血压、评估心脑血管疾病发生风险和评估降压疗效、指导个体化降压治疗不可或缺的检测手段。

（刘　巍　张芃元）

03 为什么血压明显升高，自己却没有任何感觉

血压已明显升高，但是患者没有任何不适症状，主要考虑为长期高血压使患者产生了耐受。这样的高血压病危害更大，引发冠心病、脑卒中、肾病的风险更高。

如果血压升高时伴有头疼、头晕等不适，很容易引起患者本

人关注，通过及时测量血压并积极接受治疗改善疾病预后。如果血压明显升高却没有任何不适症状，或者是血压升高出现头晕、头痛、易疲劳等症状但不以为意，高血压就会失于及时的治疗和控制，"安静"地产生危害，直至合并严重的心脑血管事件或其他脏器的损伤。

需要谨记的是，高血压对人体的危害与有没有症状无关，只要血压升高就会对身体产生不良影响，增加心脑肾损害的风险。所以只要发现高血压就要积极治疗。为了及时发现高血压，成年人要定期测量血压，这样可以有效避免漏诊高血压。高血压相关症状有多样且不典型的特点，当我们有以下情况时，应及时或定期监测血压甚至到医院进行体检：没有其他特殊病史的人群近期偶尔出现头晕、头痛、头胀，记忆力减退等症状；近期有疲劳感，如出现四肢乏力、疲倦、睡眠欠佳等情况者；家族中有高血压病患者的中老年人；长期吸烟者、肥胖者、呼吸睡眠暂停者、糖尿病患者等。

此外，由于患者自身症状不明显，对高血压重视程度不够，即使确诊高血压后在服药方面可能相对不规律，甚至自行停药，这都是错误的做法。一经诊断为高血压，就要听从医生的建议，进行生活方式的调整或加服药物控制血压，规律监测血压，避免严重并发症的发生。

（刘　巍　张荟元）

04 原发性高血压是怎么回事

原发性高血压的概念是与继发性高血压相对而言的。基于目前的医学发展水平和检查手段，能够发现导致血压升高的确切病因，称为继发性高血压；反之，不能发现导致血压升高的确切病因，则称为原发性高血压。高血压人群中多数为原发性高血压，但要明确诊断原发性高血压，须首先排除继发性高血压。常见的继发性高血压包括肾小球肾炎、肾动脉狭窄、阻塞性睡眠呼吸暂停综合征、嗜铬细胞瘤、原发性醛固酮增多症等。

原发性高血压虽然无法找到具体疾病，但存在较明确的危险因素，包括遗传因素、环境因素等。父亲、母亲等直系家属患高血压，相应的后代患高血压的概率明显增加。此外，摄入食物较多、较咸，长期抽烟、酗酒，不爱运动，体重超标甚至肥胖，精神、心理压力等环境因素，也可导致血压升高。我们可以通过健康的生活方式降低患原发性高血压的风险。

原发性高血压以控制血压水平、降低发生心、脑、肾及血管并发症和死亡的总危险为治疗目标。一旦确诊为原发性高血压，医生会对血压水平进行分级，依据血压分级、心血管危险因素、靶器官损害等评估心血管风险水平分层，并制定血压管理方案。

高危和很高危的患者：及时启动降压药物治疗，并对并存的危险因素和合并的临床疾病进行综合治疗。

中危患者：可观察数周，评估靶器官损害情况，改善生活方式，如血压仍不达标，则应开始药物治疗。

低危患者：可对患者进行1～3个月的观察，密切随诊，尽可能进行诊室外血压监测，评估靶器官损害情况，改善生活方式，如血压仍不达标可开始降压药物治疗。

值得注意的是，生活方式干预在任何时候对任何高血压患者都是合理、有效的治疗。生活方式干预措施包括降低钠盐摄入、增加富钾食物（新鲜蔬菜、水果和豆类）的摄入量；合理膳食；控制体重；不吸烟，彻底戒烟，避免被动吸烟；增加运动；减轻精神压力。

（刘　巍　张芪元）

05 ▶ 高血压给患者带来哪些损害

我国高血压的治疗和控制率总体仍处在较低的水平，故提高大家对高血压及其危害的认识，对于高血压的防治有重要意义。高血压是一个长期、缓慢进展的疾病，早期高血压症状大多不明显。因此，它往往"悄无声息"地损害着我们的心、脑、肾和血管等。

高血压会对我们的人体造成以下损害。

损害血管。我们可以把血管比作水管，血液就是水管中的水，水在流动的同时会不断地撞击水管，我们的血液也是如此，而这种撞击所形成的压力，就是血压。长期的血压升高，会对血管壁产生压力性损伤，进而对血管内皮造成损伤，促进动脉粥样硬化的发生和发展。

损害心脏。我们的心脏好比水泵，推动血液在血管里流动。血压升高，心脏需要用更大的力量搏动来维持血液运行，长期的高血压，会给心脏造成过重的负担，造成心脏结构和功能改变，导致心肌肥厚和心力衰竭。冠状动脉是给心脏供血的血管，同样也会受到损害。

损害大脑。长期高血压可使脑血管发生缺血与变形，形成微动脉瘤，一旦破裂可发生脑出血。高血压促使脑动脉粥样硬化，斑块破裂可并发脑血栓形成。脑小动脉闭塞性病变可引起针尖样小范围梗死病灶，成为腔隙性脑梗死，导致脑卒中等脑血管疾病。

损害肾脏。长期高血压使肾小球内囊压力升高，肾小球纤维化、萎缩，肾动脉硬化，使肾实质缺血和肾单位不断减少，导致肾功能减退。

损害眼底动脉。造成视网膜小动脉硬化、视网膜出血和渗出等，导致视力下降，严重者失明。

值得注意的是，高血压患者往往合并多种危险因素，如血脂、血糖、血尿酸、同型半胱氨酸的异常。因此对高血压进行监测治疗的同时，也应对其他危险因素进行管理。对于患者来说，定期体检是监测这些危险因素的重要办法。

（刘　巍　张芪元）

06 治疗高血压有哪些药物

对于确诊高血压的患者，建议以西药治疗为主，结合中医辨证论治共同控制血压，中西医结合治疗的效果更为理想。

目前临床高血压一线用药有五类，分别是钙通道阻滞剂、血管紧张素转化酶抑制剂、血管紧张素受体拮抗剂、利尿剂和 β 受体阻滞剂。还有 α 受体阻滞剂以及上述药物的复合制剂等。

钙通道阻滞剂常用药有硝苯地平、氨氯地平、非洛地平等，此类药名中有"地平"二字。"地平"类尤其适用于老年高血压、单纯收缩期高血压、稳定型心绞痛、冠状动脉或颈动脉粥样硬化及周围血管病患者。"地平"类药物没有绝对禁忌证，但心动过速与心力衰竭患者应慎用。

血管紧张素转化酶抑制剂常用药物有卡托普利、依那普利、福辛普利等，此类药名中有"普利"二字。"普利"类适用于伴慢性心力衰竭、心肌梗死后心功能不全、心房颤动预防、糖尿病肾病、非糖尿病肾病、代谢综合征、蛋白尿或微量白蛋白尿患者。"普利"类药物禁忌证包括双侧肾动脉狭窄、高钾血症及妊娠妇女。

血管紧张素受体拮抗剂常用药物有氯沙坦、缬沙坦、厄贝沙坦等，此类药名中有"沙坦"二字。"沙坦"类适用于伴左心室肥厚、心力衰竭、糖尿病肾病、冠心病、代谢综合征、微量白蛋白尿或蛋白尿患者以及不能耐受"普利"类药物的患者，并可预防心房颤动。"沙坦"类药物禁忌证包括双侧肾动脉狭窄、高钾血症及妊娠妇女。

利尿剂常用药物有氢氯噻嗪、吲达帕胺、螺内酯等。适用于老年高血压、单纯收缩期高血压或伴心力衰竭患者。利尿剂可能会导致低血钾或高血钾，应定期监测血钾。

β受体阻滞剂常用药物有美托洛尔、比索洛尔等，此类药名中有"洛尔"二字。"洛尔"类适用于伴快速性心律失常、冠心病、慢性心力衰竭、交感神经活性增高以及高动力状态的高血压患者。"洛尔"类药物的禁忌证包括二 / 三度房室传导阻滞、哮喘。

α受体阻滞剂如特拉唑嗪不作为高血压治疗的首选药，适用于高血压伴前列腺增生患者，也适用于难治性高血压患者的治疗。

中医药在治疗高血压、难治性高血压等方面积累了大量经验，在治疗上具有一定优势，不仅能改善症状，提高生活质量，还能平稳、缓和降压，保护靶器官，使轻症患者达到停药减量目的。以中成药为例，常用的有牛黄降压丸、天麻钩藤颗粒、清脑降压片、杜仲降压片等。我们还可以在中医师辨证论治的指导下制定一人一方的中药汤剂。

以上就是临床常用的中西医治疗高血压的药物，这些药物都应在医生的指导下使用，我们要做的是遵从医嘱，规律监测，定期随访。

（刘　巍　张莐元）

07 中医如何治疗高血压

中医并无高血压之名，依据其症状表现，通常将其归属为"头痛""眩晕"等范畴。中医认为其发病与情志失调、饮食不节、久病过劳、年迈体虚等因素有关，病位与肝、脾、肾三脏关系密切，病机主要有肝阳上亢、痰饮内停、肾阴亏虚、瘀血阻滞等。

如果患者经常出现头晕、头胀，耳鸣，口苦等症状，平时脾气急、易发怒，舌脉多为舌红，苔黄，脉弦滑，多辨为肝阳上亢证，本证可选用经典方剂如天麻钩藤饮、镇肝熄风汤、龙胆泻肝汤、大柴胡汤、柴胡加龙骨牡蛎汤等进行加减；如果患者经常出现头晕、昏沉，胸闷痰多，恶心欲呕，舌淡胖，苔水滑或薄白，脉沉或细滑，多辨为痰饮内停证，可选用经典方剂如半夏白术天麻汤、茯苓泽泻汤、三仁汤等进行加减；如果患者经常出现头晕，耳鸣，健忘，心烦，手足心发热，两目干涩，腰膝酸软，盗汗、失眠，平时容易疲劳，舌红，少苔，脉细数，多辨为肾阴亏虚证，可选用经典方剂如六味地黄丸、大定风珠、左归丸等进行加减。

若本病日久，阴损及阳，出现畏寒肢冷，小便频数等症状，可选肾气丸、右归丸等；如果患者经常出现头晕、头痛，疼痛如针刺，唇色紫暗，舌暗红，或舌边有瘀斑瘀点，舌下络脉迂曲，脉沉或弦，多辨为瘀血阻窍证，可选用通窍活血汤、血府逐瘀汤等。以上为高血压常见基本证型及经典方剂推荐，但在临床上患者症状常不典型，疾病证型复杂而多样，不同水平的中医师可能在临床过程中对高血压及中药有自己的认识，会有一些自己的经验方。总之，中医治疗高血压是复杂的，不是单纯的"看书治病"，是不同医生临床积累与中医智慧的体现。

此外，针刺、艾灸、拔罐等中医外治疗法，太极、八段锦等中医功法以及中医理论指导下的调摄养生方法，均有益于血压的控制。应注意的是，这些治疗方式应在医生的指导下进行。

（刘　巍　张芢元）

08　三七可以降低血压吗

三七是一味传统中药，有散瘀止血，消肿定痛的功效，既能止血，又能活血，兼有补虚之功。临床可配伍三七治疗各种出血、胸腹刺痛、跌扑肿痛、虚损劳伤等疾病，使用十分广泛。

中医讲"心主血脉"，而心系疾病多与血有关。三七在心血管疾病中应用广泛，如冠心病、心力衰竭、心律失常、高血压、高脂血症等疾病。对于高血压，一般认为其病机以"阴阳平衡失调""阴虚阳亢"为主。随着中医对高血压的认识不断深入，久病入络、血脉瘀阻逐渐受到大家的重视。正如清代医家叶天士所说："久发频发之恙，必伤及络，络乃聚血之所，久病必瘀闭。"高血压作为一种慢性、终生性疾病，是符合这一规律的。所以，瘀血阻滞也是高血压发生发展的病机之一。当瘀血阻滞脉道，营血流通不畅，此时营血会通过更加有力地流动来保证"环周不休"。因此，畅通脉道，祛除瘀血，有助于降低血压。

现代药理研究表明，三七具有抑制炎性反应、保护心肌细胞、抗血小板聚集、降低血脂、舒张血管、降低血压等多种作用。此外，三七作为药食同源的典型药材，在中老年人群的养生保健中较为盛行，以口服三七粉居多。应注意的是，三七有降低血压的作用，但作用有限，不同人群适应程度及降压效果不同，所以常常不能单纯靠三七把血压控制好，在高血压的治疗上，仍以西药控制为主，中药协同治疗。

（刘 巍 张芪元）

09 ▶ 高血压患者可以吃安宫牛黄丸吗

安宫牛黄丸是中医传统方剂、"凉开三宝"之一，由牛黄、郁金、珍珠、冰片、麝香、黄连、黄芩、雄黄、山栀子、朱砂、水牛角浓缩粉等药物组成，具有清热解毒、开窍醒神的功效，多用于邪热内陷心包证，症状表现为高热烦躁，神昏谵语，舌謇肢厥，舌红或绛，脉数有力。还可以治疗卒中昏迷，小儿惊厥属邪热内闭者。现代临床常用安宫牛黄丸治疗脑卒中、病毒性脑炎、颅脑损伤、各种原因导致的高热与昏迷，是急危重症的抢救用药。高血压会导致脑出血、脑梗死，当这些疾病发生时，可以用安宫牛黄丸进行急救。

有些高血压患者担心自己会突发脑出血、脑梗死，想用安宫牛黄丸进行预防，这种想法是不对的。对于脑出血、脑梗死的预防，血压、血脂、血糖、吸烟等危险因素的控制至关重要。安宫牛黄丸中含有黄芩、黄连、栀子这类清热药，脾胃虚寒的老人服用后可能还会伤及脾胃。

因此，不建议患者日常通过服用安宫牛黄丸来控制血压，应听从医生建议，合理用药。

（刘 巍 张芃元）

10 老年收缩期高血压是怎么回事

临床中经常遇到一些老年高血压患者的收缩压高，而舒张压正常或偏低，这种情况就是我们所说的老年收缩期高血压。老年收缩期高血压是指65岁以上老年人，血压值持续或非同日3次以上达到标准，即收缩压 ≥ 140mmHg 和舒张压 < 90mmHg。老年收缩期高血压是发生老年心血管疾病和脑卒中的独立危险因素，是影响老年人健康的重要疾病。

为什么会发生老年收缩期高血压？在回答这个问题之前我们先来了解一下收缩压和舒张压。

心室收缩时，血液从左心室射入大动脉，较大的血流压力使得血管有一定程度扩张以容纳血液，同时血液对血管壁产生压力即为收缩压；当心室舒张时，没有血液从左心室射出，大动脉靠自身弹性回缩继续推动血液运行保证氧气供应，此时血管壁的压力即为舒张压。随着年龄增加，老年人大动脉血管变硬，血管弹性降低，血管不能随着血流变化进行合适的舒缩缓冲，所以当血流冲击时，血管不能扩张缓冲，导致血液对血管壁压力升高即收缩压升高，血流流过时，血管不能回弹，导致此时血管壁压力不足，所以舒张压不变或降低。这是老年人收缩压升高、舒张压降低的核心机制。但造成这种疾病出现的原因较为复杂，是诸多因素包括交感神经系统反应性改变、老年人胰岛素抵抗、血管结构的变化、肾脏的退行性改变等共同作用产生的。

老年人一旦出现这种类型的高血压，应该及时就医，按照医生的嘱咐，积极采取降压治疗。本病治疗存在一定难度，指南建议一般老年患者舒张压应 ≥ 60mmHg。如收缩压 ≥ 150mmHg，舒张压为 60 ~ 90mmHg，可选用一种单药或联合治疗，尽可能使舒张压≥60mmHg。如舒张压＜60mmHg，收缩压＜150mmHg，宜观察，可不使用药物治疗。如收缩压≥150mmHg，可谨慎使用小剂量降压药物治疗。如收缩压较高≥180mmHg，则可联合治疗。同时注意生活方式的干预，包括减少钠盐摄入，增加钾摄入；合理膳食，控制体重；戒烟限酒；增加运动；减轻精神压力，保持心情舒畅等。

（刘　巍　张芗元）

11 高血压患者需要终生服药吗

高血压患者是否需要终生服药，主要取决于血压控制情况。

首先我们需要知道什么时候需要用降压药。对于1级高血压患者，即收缩压140～159mmHg和（或）舒张压90～99mmHg，在生活方式干预数周后，若血压仍≥140/90mmHg时，可考虑开始降压药物治疗；确诊2级及以上的高血压患者，即收缩压≥160mmHg和（或）舒张压≥100mmHg，应考虑开始用药。

一个高血压的患者可能面对以下几种情况。

初发高血压患者血压长时间处于稳定。一般初发高血压患者血压不会太高，大多数高血压都是由于平常不健康的生活方式引起的，如工作紧张、疲劳、压力大、长期酗酒、营养过剩、长期高盐饮食等。若初发高血压患者通过改变自身不良饮食习惯与不良生活方式后，血压稳定得比较好，很长一段时间处于140/90mmHg以下，可以不用服药；对于生活方式干预数周后，血压仍≥140/90mmHg，但低于2级水平即收缩压<160mmHg和舒张压<100mmHg的患者可以给予降压药物治疗，同时用中药、中成药、针灸等辅助控制血压。如我科室研发的特色辅助降压的代茶饮——益肾清肝明目方，适用于肝肾不足、气虚血瘀型高血压，能缓解眩晕、头痛、乏力、耳鸣等症状。安全有效，药食两用，既可以泡茶喝，也可以当药煎。

对于血压控制差、不能达标的患者应在医师的指导下严格执行降压方案。规律监测血压，定期随访，调整药物，避免其他脏器的损伤或心脑血管事件的发生。

继发性高血压患者的原发疾病得到治疗，血压逐渐恢复到正常者可以不用服药。

高血压并发症发生或合并其他疾病导致血压偏低。高血压容易引发许多并发症，或合并其他疾病，如脑卒中、心肌梗死、心力衰竭等。在这些情况下，患者的血压也会随之降低。此时高血压患者就不宜再服用降压药，甚至要停止用药。

高血压的用药干预及降压方案的制定、调整或暂停均由临床医生决策，切勿自行停药或自行服药。

（刘 巍 张芪元）

12 ▶ 没有症状的时候可以不吃降压药吗

没有症状的时候不吃降压药是非常错误且危险的。

诊断高血压首先是通过血压计客观测量血压，其次降压药应规律服用，吃降压药的目的是控制血压，避免出现脑出血、脑梗死、心肌梗死、心力衰竭、肾衰竭等并发症，而这些并发症与血压升高程度有关，与是否有症状没有关系。研究显示，收缩压降低10mmHg或舒张压降低5mmHg可使主要心血管事件发生率降低20%、总死亡率降低10%～15%、卒中发生率降低35%、冠心病发生率降低20%、心力衰竭发生率降低40%。即使没有高血压的症状表现，高血压也会对我们的心脏、大脑、肾脏造成持续性的损害，如果等有了更严重的症状再服用降压药，那就为时已晚了。所以高血压患者无论有无症状都应该基于血压水平决定降压强度和方案，将血压控制在一个理想范围来更长久地保护心脑血管和重要脏器。

我们应注意，高血压是一种慢性疾病，需要我们终身管理，即使我们在一段时间内将血压控制得良好，甚至已经停药，但之后还有可能因为季节变化、情绪波动等因素出现反复，所以我们一定要注意长期规律监测血压、定期随访、调整药物。

（刘　巍　张芮元）

13 盐吃多了容易得高血压吗

盐吃多了容易得高血压。高血压是由遗传、环境等多种因素共同作用导致的疾病，盐摄入过多是高血压一种重要的环境因素。相信大家也会遇到这样的生活情景：如某顿饭吃得很咸，就会引起生理上的反应，觉得特别口渴，嘴里又干又苦，总是想喝水，喝了大量水也不上厕所。那么喝进去的水跑到哪里去了？扩充了血容量，身体摄入过多的钠离子浓度得以降低。这样血管里的容量就被扩大，随之加大了对血管壁的压力。这就是高盐饮食对血压带来的直接危害和影响。《中国心血管病一级预防指南》指出：高盐（高钠低钾）膳食是我国人群高血压发病的重要危险因素。限制钠盐的摄入对亚裔人群降低血压作用更为显著。

应注意，有一类高血压为盐敏感型高血压，调查数据显示，我国4个普通人中就有1个人对盐敏感，而一半的高血压患者属于盐敏感性高血压。这类高血压患者与正常人相比，身体对盐的代谢更慢，体内的盐不仅无法排出，还会把水留下，导致血容量增多，血压升高。这也是为什么有些人一多吃盐，血压就明显升高，而少吃，血压随之显著降低，对这些人来说限盐更重要。

在我国，北方的高血压发病率明显高于南方，其中一个重要原因是北方的饮食偏咸。我国居民膳食指南建议：成人每天食盐摄入量不宜超过6克。其中有2克盐是人们日常吃进去的食物所包含的盐量，实际一天炒菜用盐量应是 4 克。有基础疾病的患者食盐更苛刻：糖尿病或高血压患者每天盐的总摄入量不宜超过 3 克，高血压、糖尿病并存的患者及肾脏疾病患者每天盐的摄入量不宜超过 2 克。此外，我们还要注意生活中的"隐形盐"，如酱油、黄酱、辣酱、豆瓣酱以及咸菜中都含有比较高的盐分，火腿等加工肉类，挂面，速冻面食，海带等这些食物中也含有一定盐分，所以在烹调时，最好不要再加盐。平时还要注意减少摄入油炸食品、高脂高热量食物的机会。预防高血压，从减盐开始！

（刘　巍　张芃元）

14 太极拳、八段锦对降血压有帮助吗

太极拳、八段锦可以辅助降血压。太极拳、八段锦等中医功法以中医导引术为基础，联合手、眼、身、步法协调动作，调节呼吸、调畅气血，属于中低强度的有氧运动，在慢性疾病治疗与康复过程中具有积极作用，尤以干预中老年高血压病治疗效果为佳。有研究显示中医功法可增加血管的弹性，改善血压；在进行中医功法过程中，调息使人们的大脑皮层紧张得到缓解，中枢神经得到放松信息后，亦给予全身放松的信号，从而使血管壁的紧张程度降低，细小动脉松弛，血压升高得到缓解；中医功法还可改善原发性高血压患者的血脂、血糖，减慢血管硬化的进程。总

之，中医功法对高血压患者的诸多系统均有良性调节作用，能从整体上促进机体健康。

中医功法本质上也是有氧运动，进行中医功法运动，生活方式得到调整，可以帮助控制血压，甚至可以使部分血压轻度升高的患者血压恢复正常。有研究显示，对于平均血压为147/92mmHg的中年高血压人群，通过规律的有氧运动（每周3～5次，每次30～60分钟），可使血压降低6.1/3.0mmHg。有针对太极拳的研究显示：在高血压人群中，太极拳运动至少可以使收缩压和舒张压分别降低10mmHg和4mmHg。此外《中国心血管病一级预防指南》指出有氧运动可使收缩压平均降低3.84mmHg，舒张压平均降低2.58mmHg，对高血压和正常血压人群均有帮助，高血压患者定期进行身体活动其心血管事件和死亡风险均会降低。而太极拳、八段锦等中低强度运动对心肺及骨关节压力小，对于老年人或久坐不动刚开始进行身体活动的人非常友好，给心肺逐渐适应运动的时间。对老年人来说血管弹性改善作用更明显，可降低收缩压。

不论是太极拳、八段锦，还是快走、慢跑、游泳、跳广场舞、骑自行车等运动，对控制血压都是有益的，选择自己喜欢的方式以及合适的强度和时间，抓紧动起来吧！

（刘 巍 张苠元）

15 北京中医医院有哪些治疗高血压的好方法

我院名老中医魏执真教授认为原发性高血压最主要的中医病机为"阴虚肝旺"，善于用柔肝潜阳法治疗高血压，自创"柔肝清眩汤"进行针对性治疗。药物组成为：白芍 30g，牛膝 30g，地龙 30g，生石决明（先煎）30g，钩藤 10g，天麻 10g，香附10g，乌药 10g，丹参 30g，桑叶 10g，菊花 10g。在临床应用时，常根据患者的不同症状进行加减。

名老中医黄丽娟教授认为高血压治疗应以活血化痰为法，辅助益气平肝、开窍醒神，在此基础上研制了中成药"醒脑延寿片"与"清脑平肝片"用于治疗高血压，效果良好。

心血管科主任刘红旭教授认为高血压主要与肝、脾相关，善于用"三平一化"法治疗高血压，即平肝三法加化脾湿。临床根据患者证型不同选择天麻钩藤饮、滋生青阳汤、镇肝息风汤、半夏白术天麻汤等方剂进行加减。

我院心血管科集合多年的临床经验，还研发了特色辅助降压的代茶饮：益肾清肝明目方。药物组成包括草决明、生山楂、菊花、枸杞等。适用于肝肾不足型高血压，能缓解眩晕、头痛、视物不清、腰膝酸软、乏力耳鸣等症状。安全有效，药食两用，既可以泡茶喝，也可以当药煎。

我院还可针灸辅助治疗高血压。著名针灸医师王乐亭善于用自己的经验方"手足十二针方"加减辅助治疗高血压，包括合谷、曲池、内关、足三里、阴陵泉、三阴交等穴位，有通经活络、调气和血的功效。贺普仁教授则善于采用火针或三棱针点刺放血四神聪，辅助治疗肝阳上亢证型的高血压眩晕。

还有一些特色外治疗法：如在神阙、肝俞、太冲、三阴交等穴位处中药离子导入或中药泡洗、耳豆压穴、推拿按摩等。

（刘 巍 张芃元）

第十部分

血脂异常

01 ▶ 血脂异常是怎么回事

血脂是血清中的胆固醇（total cholesterol，TC）、甘油三酯（triglyceride，TG）和类脂（如磷脂）等的总称，与临床密切相关的血脂主要是胆固醇和甘油三酯。血脂不溶于水，必须与特殊的蛋白质结合形成脂蛋白才能溶于血液，被运输至人体组织进行代谢，如我们在检查报告中见到的乳糜微粒（chylomicrons，CM）、极低密度脂蛋白胆固醇（very-low-density lipoprotein cholesterol，VLDL-C）、中间密度脂蛋白胆固醇（intermediate-density lipoprotein cholesterol，IDL-C）、低密度脂蛋白胆固醇（low-density lipoprotein cholesterol，LDL-C）和高密度脂蛋白胆固醇（high-density lipoprotein cholesterol，HDL-C）就属于这些脂蛋白。

当血清中胆固醇和（或）甘油三酯水平升高超过一定水平时，就是我们通常所说的血脂异常，俗称高脂血症。除此之外，血脂异常还包括高密度脂蛋白胆固醇降低的情况。多数血脂异常是遗传、年龄增长、不良生活饮食习惯等多种因素共同作用的结果，部分血脂异常由其他疾病所致，如肾病综合征、甲状腺功能减退、糖尿病、多囊卵巢综合征等，还有一些药物也可能引起血脂异常，如使用糖皮质激素、利尿剂等。因此，年轻人也要提高警惕。

存在以下情况的人群应当更加重视血脂的检查：患有动脉粥样硬化性心血管疾病的患者；有高血压、糖尿病或肥胖、吸烟的人群；家中有男性一级直系亲属在 55 岁前或女性一级直系亲属在 65 岁前患缺血性心血管病（即早发性心血管病家族史）的人群，或有家族性高脂血症患者；皮肤或肌腱黄色瘤及跟腱增厚者。

早期发现血脂异常并监测血脂水平变化，可以预防血脂异常导致的心脑血管疾病。建议 20～40 岁成年人至少每 5 年检测一次血脂（包括 TC、LDL-C、HDL-C 和 TG）；40 岁以上男性和绝经期后女性每年检测一次血脂；动脉粥样硬化性心血管疾病患者及患有高血压、糖尿病或吸烟、酗酒、肥胖的人群，每 3～6 个月检测一次血脂。

小 知 识

正常人群	LDL-C < 2.6 mmol/L（100 mg/dL） HDL-C > 1.03 mmol/L（40 mg/dL）
高胆固醇血症	TC > 6.2 mmol/L（240 mg/dL）
高甘油三酯血症	TG > 2.3 mmol/L（200 mg/dL）
低高密度脂蛋白胆固醇血症	HDL-C < 1.03 mmol/L（40 mg/dL）

（刘　巍　张赫怡）

02 ▶ 血脂升高，胆固醇就会升高吗

　　胆固醇升高只是血脂升高的一种，血脂升高通常指血清中胆固醇和（或）甘油三酯水平升高，俗称高脂血症。因此血脂升高，胆固醇不一定升高，也可能是甘油三酯水平升高。除此之外，血脂异常还包括高密度脂蛋白胆固醇降低。

　　低密度脂蛋白及高密度脂蛋白与胆固醇相关。低密度脂蛋白颗粒中含胆固醇约50%，是血液中胆固醇含量最多的脂蛋白，故被称为富含胆固醇的脂蛋白，它的作用是将胆固醇运送到外周组织，与动脉粥样硬化的发生关系密切。高密度脂蛋白则是将胆固醇从外周组织运到肝脏代谢清除，因此能对抗动脉粥样硬化的发生。

　　由于血浆中的脂质以脂蛋白形式存在，血脂异常表现为脂蛋白异常血症，一些脂蛋白是我们了解血脂水平的重要依据。以下四项是常见的血脂化验参考项目：甘油三酯，血清总胆固醇，低密度脂蛋白胆固醇和高密度脂蛋白胆固醇。单纯胆固醇升高的，称为高胆固醇血症；单纯甘油三酯升高的，称为高甘油三酯血症；两者兼有的，称为混合性高脂血症。

（刘　巍　石雨昕）

03 ▶ 胆固醇升高会对人体造成哪些伤害

　　胆固醇升高对人体造成的伤害有很多，其中最严重、最常见的就是动脉粥样硬化性心脑血管疾病。

　　胆固醇特别是低密度脂蛋白胆固醇参与动脉粥样硬化斑块的形成，当动脉内皮因高血压、糖尿病、吸烟等原因出现损伤，低密度脂蛋白就会通过破损的血管内皮进入血管壁内，在其他细胞的作用下形成动脉粥样硬化斑块的脂质核心，随着血液中越来越多的胆固醇等脂质不断沉积，粥样斑块不断增大。同时，斑块在血管壁局部还会引起吞噬细胞的黏附、血小板的聚集和炎性反应因子的释放，这些又加速了粥样斑块的增长，形成恶性循环。斑块增长会向血管腔内突出，逐渐堵塞冠状动脉血管；如果斑块突然破裂，就有可能迅速形成血栓，导致急性心血管闭塞，新鲜血液无法通过血管到达重要组织器官提供氧和其他营养物质，心肌细胞缺血坏死，发生急性心肌梗死。

　　这个过程还可以发生在身体其他部位的动脉，如给大脑供血的各个动脉、下肢动脉等，引起包括缺血性脑梗或短暂脑缺血发作在内的急慢性脑血管病、下肢动脉硬化等。缺血性脑梗就是常说的"中风"，导致肢体活动受影响或偏瘫、说话不流利、认知功能下降，严重时危及生命；短暂脑缺血发作表现为一过性的意识丧失。下肢动脉硬化甚至狭窄及闭塞时表现为活动时出现的下肢行走不便、休息可缓解，局部皮温降低、疼痛，甚至发生溃疡或坏死。

此外，胆固醇升高对血管的影响还体现在血压上。血压的高低与血管的弹性、全身各部位小动脉的阻力有关。正常情况下血管壁弹性好，小动脉阻力小，血流通畅，血压就是正常的；相反，当血管壁弹性差、小动脉阻力大时，血压就会上升。当胆固醇水平过高，胆固醇等脂类物质在血管内壁上沉积，会影响血管壁正常的生理活动，血管壁弹性下降、管腔内斑块形成，致使动脉硬化及动脉血管狭窄，血管阻力增加，导致高血压的发生。

此外，研究提示血浆中的总胆固醇尤其是低密度脂蛋白的水平在钙离子（Ca^{2+}）浓度的调节中扮演着重要的角色，而 Ca^{2+} 浓度升高会增加心脏的负荷，从而加大心血管疾病的发生率。

（刘 巍 张赫怡）

04 哪种胆固醇对人体的危害最大

低密度脂蛋白胆固醇对人体的危害最大，是包括冠心病在内的动脉粥样硬化相关疾病的"罪魁祸首"之一。它与心血管疾病的发生呈正相关，即低密度脂蛋白胆固醇越高，患病的可能性越高。

低密度脂蛋白胆固醇或总胆固醇水平对动脉粥样硬化相关心

脑血管疾病的发病具有预警作用，胆固醇水平越高、具有的冠心病危险因素越多，越有可能患病，且这两方面对人体造成的总体影响并不是简单地叠加，而是胆固醇水平与多个危险因素复杂交互作用的共同结果。相反，胆固醇水平越低、具有的冠心病危险因素越少，患病的可能性越小。

冠心病的危险因素主要包括患有高血压、和（或）血脂异常、和（或）糖尿病、吸烟、肥胖和超重、不良饮食习惯、性别（男性多于女性，绝经后的女性多于非绝经女性）、社会心理情况等。

低密度脂蛋白胆固醇是怎么引起动脉粥样硬化的呢？简单来讲，我们可以将血管比作河道，血液和其中的物质就是河水，血液为组织和器官供给氧和营养物质，就像河水浇灌农田。河水中夹杂着会拥堵河道的泥沙，而低密度脂蛋白胆固醇就是这些"泥沙"的主要成分。当河道有破损时，泥沙就有机会在此堆积，河水不断流过，其中泥沙也不断堆积，泥沙越来越多，就造成了河道拥堵，下游的农田得不到灌溉就会缺水，甚至旱死。高血压、糖尿病、肥胖、吸烟等因素，也会产生不利影响，就像河道变得脆弱、河水夹杂了更多有害物质一样。为了保持河道的通畅，我们要减少河水中的泥沙，缩小已经堆积的泥沙，也要保护好河道本身。

因为每个人的身体健康状态不同，针对不同的患者和人群，低密度脂蛋白胆固醇的控制范围有不同的要求。对于正常人群，没有前面讲过的冠心病危险因素，可以控制在 3.4mmol/L 以下。对于单纯高血压患者、和（或）糖尿病患者、和（或）肾病患者、和（或）具备心血管病危险因素中的 3 项及以上，应控制在 2.6 mmol/L 以下。对于已经明确诊断为心脑血管疾病患者、和（或）患有糖尿病且合并其他器官损害的、和（或）患有严重肾脏病的患者，应控制在 1.8 mmol/L 以下。对于已经明确诊断为心脑血管疾病患者且存在冠状动脉多支血管病变、和（或）近期心肌梗死、和（或）脑血管外周血管也有粥样硬化、和（或）同时患有糖尿病、和（或）低密度脂蛋白胆固醇高于 4.9 mmol/L 的患者，对于低密度脂蛋白胆固醇的要求更加严格，需保持在 1.4 mmol/L 以下。

（刘　巍　张赫怡）

05 高密度脂蛋白胆固醇是人体中好的胆固醇吗

高密度脂蛋白胆固醇与冠心病、脑梗死等动脉粥样硬化性心脑血管疾病的发生呈负相关，即高密度脂蛋白胆固醇越高，患病的可能性越低，我们可以把它称为"好的胆固醇"。

为什么这种胆固醇对我们的身体有好处呢？首先，我们需要了解如冠心病、心肌梗死、脑梗死的发生机制，以动脉内皮损伤为初始因素，胆固醇等脂质在动脉内形成了粥样硬化斑块，斑块不断增大，最终堵塞心脑血管或斑块突然破裂、并迅速形成血栓，导致心脑血管急性闭塞。而高密度脂蛋白胆固醇作为胆固醇的接受体，恰恰可以将动脉粥样硬化斑块中的胆固醇转移，这样就延缓了斑块增长的速度，阻止动脉粥样硬化的发展。

高密度脂蛋白胆固醇由肝脏和小肠分泌产生，可以在体内运输胆固醇，将胆固醇从粥样硬化斑块等周围组织运送到肝脏合成胆汁酸排出体外，这一过程称为胆固醇逆转运（RCT）；也可以运送到肾上腺、睾丸和卵巢，将胆固醇进一步合成类固醇激素。通过胆固醇逆转运，可以减少脂质在血管壁的沉积，从而降低血浆和血管壁中的胆固醇水平，减少动脉粥样硬化的发生。

大量研究表明，除了胆固醇逆转运这一途径，高密度脂蛋白胆固醇还通过其他方式对抗动脉粥样硬化。如抑制动脉局部的炎症反应，降低血管内皮细胞功能障碍及内皮细胞损伤水平，切断了粥样硬化斑块形成的"源头"。影响血栓形成过程、抑制血小板聚集、促进血栓溶解，具有维持斑块完整的可能，这就延缓了斑块破裂时血栓形成的速度；也有可能在急性心肌梗死时降低了心肌损伤的程度。

因此，在降低总胆固醇水平的同时，要保护好我们体内的"好胆固醇"。美国国家胆固醇教育计划（NCEP）成人治疗组第三次指南（ATP Ⅲ）指出，HDL-C ≥ 60 mg/dL 是动脉粥样硬化的保护因素，40 ~ 60 mg/dL 为正常水平， < 40 mg/dL 被认为是动

脉粥样硬化的高危因素，我们要保持 HDL-C 目标值在 1.0 mmol/L（40 mg/dl）以上。高密度脂蛋白胆固醇适当偏高是好事，目前尚无证明表明，在 HDL-C 水平超过 60 mg/dL 以后患者有额外的获益。如果过高，可能提示肝脏分泌合成功能紊乱，进一步造成内环境紊乱，当检查发现高密度脂蛋白偏高过多时，要及时到正规医院就诊，了解自身的具体病情，进行针对性治疗。

（刘　巍　张赫怡）

06　胆固醇升高，但是没有症状，需要吃药吗

胆固醇升高由多种因素影响，胆固醇升高患者常常是没有临床症状的，等到出现症状时可能已经发展成了冠心病、脑血管疾病等，因此发现了胆固醇升高，需要及时就医。此外，胆固醇升高程度不同，对人体的危害也不同，因此需要综合判断每个人的情况，评估是否需要药物干预，并给出个体化治疗方案。

现有研究表明，血浆中胆固醇及其载体低密度脂蛋白升高是心脑血管疾病如动脉粥样硬化的重要危险因素之一，即使没有症状，血浆中的低密度脂蛋白仍有损伤动脉血管的风险，随着血浆中胆固醇及低密度脂蛋白水平增高，心脑血管疾病的发病率与致死致残率也增高。

我们会根据患者的年龄、家族史、既往病史、存在的动脉粥样硬化性心血管疾病危险因素等进行危险分层，主要包括患有高血压、和（或）血脂异常、和（或）糖尿病、吸烟、肥胖和超重、不良饮食习惯、性别（男性多于女性，绝经后的女性多于非绝经女性）、社会心理情况等，将胆固醇升高的患者分为"超高危""极高危""高危""中危/低危"四个层次。

一些轻度或低危的血脂异常患者，可以先从改善生活方式开始，如果改变生活方式可将其血脂指标控制在理想范围，就不需要药物控制。生活方式治疗主要包括：控制饮食中胆固醇的摄入：饮食中胆固醇摄入量 < 200 mg/d，饱和脂肪酸摄入量不超过总热量的10%，反式脂肪酸不超过总热量的1%。增加蔬菜、水果、粗纤维食物、富含 n-3 多不饱和脂肪酸鱼类的摄入。食盐摄入量 < 6 g/d。戒烟限酒。增加体力运动：每日坚持30 ～ 60 分钟的中等强度有氧运动，每周至少 5 天。控制体质指数：通过控制饮食以及增加运动量控制体质指数，超重或肥胖者减重目标可适当降低10%。

高危及以上危险层次的人群，不但要进行生活方式的改变，还要及时服用降脂药物，并且要长期保持良好的生活方式，这是作为血脂异常管理以及预防冠状动脉粥样硬化性心脏病的核心策略。

根据最新指南给出的评估标准，已经患有心脑血管疾病的患者、低密度脂蛋白 ≥ 1.8 mmol/L 或总胆固醇 ≥ 3.1 mmol/L 的糖尿病患者、低密度脂蛋白 ≥ 4.9 mmol/L 或总胆固醇 ≥ 7.2 mmol/L、收缩压 ≥ 160 mmHg 或舒张压 ≥ 100 mmHg 的高脂血症患者等危险人群，应当进行药物干预。目前我国临床常用的降脂药物主要包括他汀类、贝特类、烟酸类以及胆固醇吸收抑制剂等。其中，他汀类药物临床应用最为广泛。

不同人群需要控制的胆固醇或低密度脂蛋白水平并不相同，因此尽早进行血脂筛查并及时干预有利于降低心脑血管疾病发生的风险，延缓发病年龄。在选择药物治疗时，必须遵从医嘱服用药物及定期检查相关指标。

（刘　巍　石雨昕）

07　哪些药物可以治疗胆固醇升高

降低胆固醇的药物主要包括他汀类、胆固醇吸收抑制剂、普罗布考、胆酸螯合剂及其他调脂药（脂必泰、多廿烷醇）等。这类药物的主要作用机制是抑制肝细胞内胆固醇的合成，加速低密度脂蛋白的分解代谢或减少肠道内胆固醇的吸收。

他汀类药物：能够减少胆固醇合成，加速低密度脂蛋白分解代谢，是高脂血症药物治疗的基石。推荐将中等强度的他汀类作为我国血脂异常人群的常用药物。临床常见的他汀类药物有阿托伐他汀、瑞舒伐他汀、匹伐他汀、辛伐他汀、普伐他汀、

氟伐他汀和洛伐他汀。

胆固醇吸收抑制剂：可通过抑制肠道内胆固醇的吸收发挥降低胆固醇的作用。经典代表药物为依折麦布。研究表明，在他汀类降脂药物的基础上加用依折麦布能进一步降低心血管事件发生，对改善慢性肾脏疾病患者的心血管疾病预后具有良好作用。依折麦布的安全性和耐受性良好，其不良反应轻微且多为一过性，主要表现为头疼和消化道症状，与他汀类联用也可出现肝功异常和肌痛等不良反应，妊娠期和哺乳期禁用。

普罗布考：能影响脂蛋白代谢，使低密度脂蛋白易通过非受体途径被清除。主要适用于高胆固醇血症，胆酸螯合剂为碱性阴离子交换树脂，可阻断肠道内胆汁酸中胆固醇的重吸收。常见有考来烯胺、考来替泊、考来维仑。与他汀类联用可明显提高调脂效果。

中药及中成药：在治疗胆固醇升高方面也有优势，如血脂康胶囊、血滞通胶囊、脂必泰胶囊等。血脂康胶囊是我国自主研发且进入中国血脂异常防治指南的二级预防药物，由特制红曲加入稻米发酵精制而成，因有充分的临床循证证据且不良反应较少，安全性高，在临床中已得到广泛推荐使用。血滞通胶囊可以用于治疗伴有胸闷、乏力、腹胀等痰瘀互结的高脂血症，具有降低胆固醇的作用。脂必泰胶囊，主治痰瘀互结、气血不利所致的高脂血症。症见头昏、胸闷、腹胀、食欲减退、神疲乏力等。具有轻中度降低胆固醇作用。不良反应较少。健脾消脂茶、三黄消脂片是我科根据院内名老中医经验研制的院内制剂，具有良好的临床降脂效果。除了上述药物制剂，山楂、泽泻、红曲等中药单独使用也具有降胆固醇作用。

药物治疗者需要在医生指导下用药，并进行严密的血脂、肝功能、肌酶等监测。首次服用降脂药者，应在用药6周内复查血脂及肝功能。如血脂能达到目标值且无药物不良反应，逐步改为每6～12个月监测1次；如血脂未达标且无药物不良反应者，每3个月监测1次。

（刘　巍　石雨昕）

08　为什么不同的人，降血脂的达标值不一样

面对同样的血脂指标，临床医生如何判定是否合格呢？在临床中，我们通常根据患者的年龄、家族史、既往病史、存在的动脉粥样硬化性心血管疾病（atherosclerotic cardiovascular disease，ASCVD）危险因素等进行危险分层，将人群分为"超高危""极高危""高危""中危／低危"四个层次，针对不同层次的人设定不同的达标值。

我们先来了解一下什么是ASCVD危险因素，它主要包括了患有高血压、和（或）血脂异常、和（或）糖尿病、吸烟、肥胖

和超重、不良饮食习惯、性别（男性多于女性，绝经的女性多于非绝经女性）、社会心理情况等。

为什么危险层次不同就要规定不同的血脂达标值呢？

举个例子，我们有一个装有水的杯子，各种 ASCVD 危险因素是杯子中的水，血脂水平是后续倒水的速度，当水杯装满水的时候可以视为患有了冠心病等动脉粥样硬化相关性心脑血管疾病。如果患有高血压和（或）糖尿病等基础疾病，或是吸烟、饮食习惯不好、身体肥胖等，那就相当于杯中原本的水比普通人多，存在的危险因素越多，水位就越高。那么为了延缓和避免杯子装满水，就要想办法减慢倒水的速度，即控制血脂水平，血脂控制的越低，倒水的速度就越慢，杯子装满水的速度就越慢。所以杯子中的水原本就更多的人，就要把倒水的速度控制得更慢，因此血脂水平对不同的人有不同的要求，危险层次越高，血脂要控制的越低。

指南中将已经明确诊断为心脑血管疾病患者且存在以下情况之一的列为超高危人群：①复发的冠心病患者；②存在冠状动脉多支血管病变；③近期心肌梗死；④脑血管外周血管也有粥样硬化；⑤患有糖尿病；⑥低密度脂蛋白胆固醇高于 4.9 mmol/L。已诊断冠心病患者直接列为极高危人群。符合如下条件之一者列为高危人群：① LDL–C ≥ 4.9mmol/L（190 mg/dL）。② 1.8 mmol/L（70 mg/dL）≤ LDL–C ＜ 4.9mmol/L（190 mg/dL）且年龄在 40 岁及以上的糖尿病患者。不符合者进一步通过血压、血脂情况和

ASCVD 危险因素划分危险层次。

规定超高危者达标值为 LDL–C ＜ 1.4 mmol/L，极高危者达标值为 LDL–C ＜ 1.8 mmol/L，高危者达标值为 LDL–C ＜ 2.6 mmol/L；中危和低危者达标值为 LDL–C ＜ 3.4 mmol/L。

（刘 巍 张赫怡）

09 ▶ 甘油三酯升高对人体有哪些危害

甘油三酯是动植物中广泛存在的一类脂类物质，是参与人体代谢、储存能源、保护内脏的重要物质。血浆中的甘油三酯主要有两种来源：一种是外源性摄入，食物中的脂肪在胆汁酸及脂肪酶的作用下被肠道吸收并合成为甘油三酯；另一种是内源性合成，人体肝脏和脂肪组织都能合成甘油三酯，这两大组织器官也是储存脂肪的重要场所。

甘油三酯升高是心血管疾病的高危因素之一，其主要机制是在血管内皮沉积并引发炎症，逐渐形成脂质斑纹、斑块，使得血管管腔内径减小，阻碍血流正常运行。在冠状动脉形成脂质斑块，影响心肌供血，逐渐发展为冠心病甚至心肌梗死；在颈动脉形成脂质斑块进而出现狭窄，则影响大脑供血，可能会导致头晕头痛，记忆力下降等；在脑血管形成脂质斑块，则可能出现头痛、记忆力下降、脑梗死等。甘油三酯升高会使肝脏内过多储存脂质，发展为脂肪肝，使得肝脏其他方面代谢能力降低，持续性的炎症也是肝癌、肝硬化的重要诱因；脂肪组织也会增加甘油三酯的摄取与储存，使组织体积增大，让我们看上去变"胖"了。

甘油三酯升高受很多因素影响，如遗传因素、生活饮食习惯、继发于一些疾病等。甘油三酯升高意味着人体其摄入或合成高于消耗，需要我们提高警惕。一般来说，通过合理控制饮食，规律运动等方式能有效控制甘油三酯水平，但是一旦甘油三酯长时间处于较高水平且无法得到控制，就会通过上述方式引发心脑血管系统疾病，因此需要我们定期监测血脂水平，及时就医，及早降低甘油三酯水平。

（刘　巍　张赫怡）

10 ▶ 哪些药物可以治疗甘油三酯升高

降低血浆甘油三酯水平的药物主要有 3 种：贝特类、烟酸类和高纯度鱼油制剂。

贝特类药物：通过促进甘油三酯代谢，从而降低血浆甘油三酯水平，提高高密度脂蛋白水平。常用的贝特类药物有：非诺贝特片、微粒化非诺贝特、吉非贝齐、苯扎贝特。常见不良反应与他汀类药物类似，包括肝肾毒性和肌肉酸痛等。研究表明，贝特类药物能降低高甘油三酯伴低高密度脂蛋白人群的心血管事件，但对心血管死亡、致死性心肌梗死或卒中无明显影响。

烟酸：也称维生素 B3，属人体必需维生素。研究表明，大剂量使用烟酸时具有降低总胆固醇、低密度脂蛋白、甘油三酯水平，以及升高高密度脂蛋白的作用。其作用机制可能为抑制脂肪酶活性，减少游离脂肪酸进入肝脏和降低极低密度脂蛋白分泌。烟酸在临床中有普通和缓释两种剂型，以缓释剂型更为常用。最常见的不良反应是颜面潮红，其他有肝脏损害、高尿酸血症、高血糖、棘皮症和消化道不适等，禁忌证为慢性活动性肝病、活动性消化性溃疡和严重痛风。早期研究发现单用烟酸或联合其他降脂药物具有降低心血管事件发生的作用，最新研究发现烟酸联用他汀与单用他汀相比心血管事件未见明显改变，目前国外已在临床中减少烟酸类药物使用。

鱼油：主要成方分为 n-3 脂肪酸（ω-3 脂肪酸），主要用于治疗高甘油三酯血症。不良反应包括消化道症状、肝脏或肌肉损害，偶见出血倾向。

由于血浆中甘油三酯水平与饮食及生活方式密切相关。所以不论是否进行药物调脂治疗，都必须坚持控制饮食和改善生活方式，这是治疗血脂异常的基本措施。在选择药物治疗时，必须遵从医嘱服用药物以及定期检查相关指标。

（刘 巍 石雨昕）

哪些中药可以降低甘油三酯

很多中药都有调节血脂的作用，如人参、决明子、大黄、何首乌、泽泻、绞股蓝、银杏叶、山楂、菊花、三七等。

中医认为，人参味甘、微苦，性微温，归肺、脾、心经，具有大补元气、复脉固脱、补脾益肺、生津养血、安神益智的作用。《名医别录》记载人参能"通血脉"。人参的有效成分是人参皂苷，研究表明，人参皂苷能明显加速血液甘油三酯的代谢和脂蛋白的生物合成。这种双向调节作用可以促进血浆中甘油三酯水平的降低。

泽泻，味甘、淡，性寒，归肾、膀胱经，具有利水渗湿，泄热，化浊降脂的功效。其主要成分是泽泻醇类化合物。研究表明，泽泻醇类化合物对甘油三酯、总胆固醇、高密度脂蛋白胆固醇均有明显的调节作用。

绞股蓝味苦、微甘，性凉，具有清热解毒，止咳清肺祛痰，养心安神，补气生精的功效。其主要成分为七叶胆皂苷、黄酮等，通过促进血液中的胆固醇及甘油三酯代谢，使血脂水平下降。

银杏叶，味甘、苦、涩，性平，有活血化瘀，通络止痛，敛肺平喘，化浊降脂的功效。主要成分为甾醇、异白果双黄酮、白果双黄酮等。研究表明，银杏叶具有降低血清胆固醇及甘油三酯水平、预防动脉粥样硬化的功效，现已有银杏叶提取物作为动脉粥样硬化的临床治疗药物。

山楂，味酸、甘，性微温，归脾、胃、肝经。具有消食健胃，行气散瘀，化浊降脂的功效。研究发现山楂黄酮、山楂三萜、植物甾醇、山楂果胶有降低血清胆固醇水平的作用。山楂能通过抑制肝脏胆固醇和脂肪酸的合成，促进肝脏对血浆胆固醇的摄入，并促进胆固醇合成胆汁酸从肠道排泄，从而降低血浆中胆固醇含量。山楂不仅自身具有调节胆固醇的作用，与其他药食组合时能协同调节血脂，增强效果，也能组成中药方剂，整体调节血脂水平。

菊花，味苦、甘，性微寒，归脾、肝经，具有散风清热，平肝明目，清热解毒的功效。用于风热感冒、头晕目眩、视物昏花等症。菊花总黄酮，具有清除氧自由基、抑制脂质过氧化作用，推测菊花具有降血脂作用的可能，目前对于菊花是否能降低胆固醇还有待进一步实践和研究。

三七，味甘、微苦，性温，归肝、胃经。具有散瘀止血，消肿定痛的功效。用于咯血，吐血，衄血，便血，崩漏，外伤出血，胸腹刺痛，跌扑肿痛。三七不仅有抗血栓、止血补血、抗炎镇痛等作用，还具有降低胆固醇和血脂的作用。在血脂代谢中，三七能降低总脂质的水平，尤其使甘油三酯含量明显降低，其作用可能与三七总皂苷能和脂类结合成不易被人体吸收的物质有关。

实验研究表明，大黄、决明子、何首乌等含有的蒽醌类成分具有明显导泻作用，不仅能够抑制肠道内脂质的吸收，加速肠道内胆汁酸排出，还能改善胆固醇和甘油三酯代谢，从而调节血脂。葛根、茶、姜黄、马齿苋、熊胆、枸杞、桑寄生都有降低胆固醇、甘油三酯含量的作用。但在具体使用时仍需遵从医嘱，以减低用药风险。

除上述中药外，还有大量能够调节血脂、降低甘油三酯水平的中药未被发掘。因此我们应该重视中医药，继承并发扬好这一瑰丽宝库，为中国人民的健康保驾护航。

（刘　巍　石雨昕）

12 ▶ 血脂高的人能吃肉吗

肉类可提供人体所需要的优质蛋白质、维生素 A、B 族维生素等，是健康、平衡膳食宝塔中重要的一环。血脂高的人也需要保证肉类的摄入，但有些肉含有较高的脂肪和胆固醇，所以吃什么肉、如何吃、吃多少才是我们关注的重点。

血脂高的人和普通人吃肉都优选白肉，如鱼和禽类，因为鱼和禽类脂肪含量相对较低，鱼类含有较多的不饱和脂肪酸，对心脑血管有保护作用。食用红肉应选择瘦肉，瘦肉脂肪含量较低。指南推荐每周吃鱼类 280 ~ 525g，畜禽肉 280 ~ 525g，蛋类 280 ~ 350g，平均每天摄入鱼、禽、蛋和瘦肉总量 120 ~ 200g。过多食用烟熏和腌制肉类会增加肿瘤的发生风险，应当少吃。

肥肉、肥鸭、肥鹅等动物性脂肪多是饱和脂肪酸类，会促进胆固醇吸收、增加肝脏胆固醇的合成，使血清胆固醇水平升高，长期摄入过多还会使让甘油三酯升高，因此我们要少吃。

动物内脏、鱼子等食物也算作肉类，这些食物中的胆固醇含量很高，血脂高的人要严格限制，膳食中的胆固醇每日不超过300mg。

做饭时还要注意烹饪方法，控制油、盐、糖的用量，蒸、煮、炒都是不错的选择，用适量油煎，减少油炸。指南推荐成人每天食盐不超过 6g，每天烹调食用油 25 ~ 30g，每天摄入糖不超过50g，最好控制在 25g 以下，过多摄入糖会增加龋齿和体重超重的风险。

（刘　巍　张赫怡）

13 高脂血症的患者在饮食上应该注意哪些问题

中国传统的膳食结构以谷类食物为主，特点是低脂肪、低能量密度、高碳水化合物和高膳食纤维。近 20 年来，这种好的饮食习惯正在逐渐丢失，人们的谷类（主要是粗粮）摄入量迅速减少，动物性食物的摄入量急剧增加，中国人群的血脂水平逐步升高，血脂异常患病率明显增加。

影响血清总胆固醇的主要因素是饱和脂肪酸和膳食胆固醇摄入，以及因膳食热量的摄入与消耗不平衡而导致的超重和肥胖。因此在饮食方面要调整的主要内容是降低饱和脂肪酸和胆固醇的摄入量，控制总热量，并增加体力活动来达到热量平衡。下面我们具体说一下哪些食物应当少吃，什么是好的饮食结构。

首先要减少脂肪的摄入量，特别是饱和脂肪酸类。**饱和脂肪酸**多为动物性脂肪，如猪油、肥肉、黄油、肥鸭、肥鹅等。饱和脂肪酸能够促进胆固醇吸收和肝脏胆固醇的合成，使血清胆固醇水平升高。长期摄入过多，可使甘油三酯升高，并有加速血液凝固作用，促进血栓形成。

其次是限制胆固醇的摄入量。胆固醇参与动脉粥样硬化斑块的形成，特别是低密度脂蛋白胆固醇与其密切相关。膳食中的胆固醇每日不要超过 300 mg，严格控制食用含胆固醇高的食物，如动物内脏、蛋黄、鱼子等食物。植物甾醇存在于稻谷、小麦、玉米、菜籽等植物中，在植物油中呈现游离状态，有降低胆固醇作用。尤其是大豆中的豆固醇有明显降血脂的作用，因此提倡适当食用豆制品。

补充足够的蛋白质。蛋白质有动物蛋白和植物蛋白，动物蛋白主要来自牛奶、鸡蛋、瘦肉、禽类和鱼虾类，植物蛋白主要来自于豆制品类。《中国居民膳食指南 (2016)》推荐，每周吃鱼类 280 ~ 525 g，畜禽肉 280 ~ 525 g，蛋类 280 ~ 350 g，平均每天摄入鱼、禽、蛋和瘦肉总量 120 ~ 200 g，每天食用大豆 25 g（相当于南豆腐约 125 g，或豆腐丝 50 g），植物蛋白质的摄入量要保持在 50% 以上。

适当减少碳水化合物的摄入量，控制糖类摄入。因为糖可在肝脏中转化为内源性甘油三酯，使血浆中甘油三酯的浓度增高。碳水化合物的摄入以谷类、薯类和全谷物为主，其中添加糖摄入不应超过总能量的 10%（对于肥胖和高甘油三酯血症者要求比例更低）。指南建议每日摄入碳水化合物占总能量的 50% ~ 65%，每天摄入谷薯类食物 250 ~ 400g，其中全谷物和杂豆类 50 ~ 150 g，薯类 50 ~ 100g。

多吃富含维生素和纤维素的食物。如各类鲜果和蔬菜，能够降低甘油三酯、促进胆固醇的排泄。提倡餐餐有蔬菜，推荐每天摄入 300 ~ 500g，深色蔬菜应占 1/2。经常吃水果，推荐每天摄入 200 ~ 350g 的新鲜水果。

（刘　巍　张赫怡）

14 "管住嘴、迈开腿"能降低血脂吗

"管住嘴、迈开腿"不仅是成本最低，还是非常有效的降血脂方式。

血脂高与年龄、性别、遗传、饮酒、吸烟、饮食、运动、肥胖、药物等多种因素相关，它们可使脂蛋白转运和代谢的受体、酶或载脂蛋白受到不同的影响，使血脂代谢紊乱、异常升高。其中饮食、运动等生活方式是我们最容易改变的因素，也是治疗血脂异常的基础措施。无论是否进行药物调脂治疗，都必须坚持控制饮食和改善生活方式。良好的生活方式包括坚持健康饮食、规律运动、远离烟草和保持理想体重。

在满足每日必需营养和总能量需要的基础上，当摄入饱和脂肪酸和反式脂肪酸的总量超过规定上限时，应该用不饱和脂肪酸来替代。建议每日摄入胆固醇量小于300mg，尤其是冠状动脉粥样硬化性心脏病等高危患者，摄入脂肪不应超过总能量的20%～30%。一般人群摄入饱和脂肪酸应小于总能量的10%；而高胆固醇血症者饱和脂肪酸摄入量应小于总能量的7%，反式脂肪酸摄入量应小于总能量的1%。高甘油三酯血症者更应尽可能减少每日摄入脂肪总量，每日烹调油少于30g，脂肪摄入优先选择富含n-3多不饱和脂肪酸的食物。

建议每日摄入碳水化合物占总能量的50%～65%。选择使用富含膳食纤维和高升血糖指数较低的碳水化合物替代饱和脂肪酸，每日饮食应包含25～40g膳食纤维（其中7～13g为水溶性膳食纤维）。碳水化合物摄入以谷类、薯类和全谷物为主，其中添加糖摄入不应超过总能量的10%（对于肥胖和高甘油三酯血症者要求比例更低）。

研究表明，坚持做30～60分钟中等强度有氧运动有利于脂代谢，降低血脂水平，对预防和治疗高脂血症具有较高收益。对于冠状动脉粥样硬化性心脏病患者应先进行运动负荷试验，充分评估其安全性后，再进行身体活动。"管住嘴，迈开腿"体现了"饮食治疗和生活方式改善"作为防治血脂异常基础措施的思想。

（刘　巍　张赫怡）

15 哪些中成药可以降血脂

目前中成药治疗血脂异常已经获得了临床疗效，如血脂康胶囊、蒲参胶囊、血滞通胶囊、调脂通脉胶囊、脂必泰胶囊等都有降血脂的作用。其中血脂康胶囊、脂必泰胶囊是中国血脂异常防治指南中认可的降脂中成药。另外，中国冠心病二级预防研究（CCSPS）及其他临床研究证实，血脂康胶囊能够降低胆固醇，并显著降低冠心病患者总死亡率、冠心病死亡率以及心血管事件发生率，临床中更为常用。

血脂康胶囊由特制红曲加入稻米发酵精制而成，脂必泰胶囊是红曲与山渣、泽泻、白术的复合制剂，它们共有的成分——红曲，是一种药食同源的食材，在中国已有千年历史，可以用来酿酒、酿醋、做腐乳、烹饪肉类。红曲性味甘、温，无毒，归肝、脾、大肠经。《饮膳正要》记载红曲可"健脾，益气，温中"，《本草纲目》中提到"治女人血气痛及产后恶血不尽，擂酒饮之良"。后世医家总结出红曲的功效有活血化瘀、健脾消食，用于治疗积食腹胀，跌打损伤，以及妇女产后恶露不尽、瘀滞腹痛、白带异常。

现代研究表明，血脂康胶囊含有 13 种天然复合他汀，是洛伐他汀及其同类物。洛伐他汀不仅能减少体内胆固醇的合成，还能增加细胞表面的低密度脂蛋白受体，就像在河边多放了渔网，将血清中更多的低密度脂蛋白带进细胞分解、代谢、排出体外，从而降低血清低密度脂蛋白水平。此外，血脂康胶囊还含有抑制甘油三酯合成的不饱和脂肪酸、干扰胆固醇吸收的麦角甾醇、增加洛伐他汀药效的黄酮类物质，以及多种氨基酸、微量元素和具有止痛作用的生物碱。这些成分能够相互作用，通力合作，减低总胆固醇、甘油三酯、低密度脂蛋白胆固醇，还能使高密度脂蛋白胆固醇水平得到提高，进而降低冠心病患者死亡风险、降低冠心病合并高血压或糖尿病的心肌梗死及死亡风险。

研究观察到长期使用血脂康安全性也较好，不良反应主要为胃肠道不适，肝功能异常、肌肉损害很少见，尚未见肌溶解等不良反应，与降压、降糖药联用时不会增加不良反应，对肝肾功能影响小。

蒲参胶囊由生蒲黄、丹参、川芎、赤芍、生山楂、泽泻等组成，具有活血祛瘀之功效。动物实验及临床应用中均发现蒲参胶囊能够有效地降低胆固醇、甘油三酯、低密度脂蛋白胆固醇水平，并能升高高密度脂蛋白胆固醇，发挥降血脂作用。

血滞通胶囊是从天然药食同源植物薤白中经分离提纯精制而成的单方制剂，具有温中健胃、宽胸理气、通阳散结等疗效。多项研究发现薤白对心血管系统的主要药理作用是降血脂、抗动脉粥样硬化、抑制血小板聚集。血滞通胶囊可以有效地降低胆固醇、甘油三酯、低密度脂蛋白胆固醇水平，升高高密度脂蛋白胆固醇。

（刘　巍　张赫怡）

第十一部分

糖尿病

01 什么是糖尿病？糖尿病的诊断标准是什么

糖尿病是一组由多种病因引起的以慢性高血糖为特征的代谢性疾病，是由于胰岛素分泌和（或）利用缺陷所引起。长期高血糖、脂肪、蛋白质代谢紊乱可导致各种组织，特别是眼底、肾脏、心脏、血管和神经的慢性损害、功能障碍。

根据所测得的血糖情况，我们将人体糖代谢状态分为正常血糖、空腹血糖受损、糖耐量减低以及糖尿病。

空腹血糖、随机血糖或口服葡萄糖耐量试验（OGTT）2 小时血糖是诊断糖尿病的主要依据。没有糖尿病典型的临床症状时必须重复检测以确认诊断，诊断需依据静脉血浆葡萄糖（抽血）而不是毛细血管血糖（指尖血糖）。

糖代谢状态分类（世界卫生组织 1999 年）

糖代谢状态	静脉血浆葡萄糖（mmol/L）	
	空腹血糖	糖负荷后 2 小时血糖
正常血糖	< 6.1	< 7.8
空腹血糖受损	≥ 6.1，< 7.0	< 7.8
糖耐量减低	< 7.0	≥ 7.8，< 11.1
糖尿病	≥ 7.0	≥ 11.1

注：空腹血糖受损和糖耐量减低统称为糖调节受损，也称糖尿病前期；空腹血糖正常参考范围下限通常为 3.9mmol/L。

糖尿病的诊断标准

诊断标准	静脉血浆葡萄糖或 HbAlc 水平
典型糖尿病症状	
加上随机血糖	≥ 11.1mmol/L
或加上空腹血糖	≥ 7.0mmol/L
或加上 OGTT 2 小时血糖	≥ 11.1mmol/L
或加上 HbAlc	≥ 6.5%
无糖尿病典型症状者，需改日复查确认	

注：OGTT 为口服葡萄糖耐量试验；HbAlc 为糖化血红蛋白。典型糖尿病症状包括烦渴多饮、多尿、多食、不明原因体重下降。随机血糖指不考虑上次用餐时间，一天中任意时间的血糖，不能用来诊断空腹血糖受损或糖耐量减低。空腹状态指至少 8 小时没有进食热量。

（尚菊菊　宋　颂）

02 ▶ 糖尿病的类型有哪些

目前糖尿病根据病因分为 1 型糖尿病、2 型糖尿病、特殊类型糖尿病和妊娠期糖尿病四种类型。

1 型糖尿病绝大多数具有遗传性，在病毒感染或化学毒物等环境因素触发下，出现胰岛 β 细胞自身免疫性破坏，最终出现胰岛素分泌绝对不足，需要依赖胰岛素注射剂，这一类型的糖尿病发病低龄化，多从青少年起即发病，"三多一少"症状典型，常常会出现糖尿病酮症。

2型糖尿病也受遗传因素影响，但起病和病情进展受后天环境因素影响很大，多见于肥胖人群，同时伴有胰岛素抵抗（身体对胰岛素不敏感）与胰岛素分泌的相对减少，发病年龄较大，起病缓慢，症状可不典型，一般用药物可以控制。

1型糖尿病与2型糖尿病鉴别

	1型糖尿病	2型糖尿病
起病年龄	多 < 25 岁	多 > 40 岁
起病方式	多急剧，少数缓起	缓慢而隐袭
起病时体重	多正常或消瘦	多超重或肥胖
三多一少症状	常典型	不典型，或无症状
急性并发症	酮症倾向大	酮症倾向小，老年易发生高血糖高渗状态
慢性并发症		
肾病	30% ~ 40%（主要死因）	20% 左右
心血管病	较少	70% 左右（主要死因）
脑血管病	较少	较多
胰岛素及C肽释放试验	低下或缺乏	峰值延迟或不足
胰岛素治疗及反应	依赖外源性胰岛素生存，对胰岛素敏感	生存不依赖胰岛素，应用时对胰岛素抵抗

（尚菊菊　宋　颂）

03 糖尿病的患者都会有"三多一少"的症状吗

"三多一少"症状是指多饮、多尿、多食、体重减轻。

从临床数据上来看，约有 2/3 的糖尿病患者有"多尿多饮"现象，而仅有 1/2 的患者出现"多食"症状，但是几乎全部患者都会有体力或体重下降。

从类型来说，1 型糖尿病"三多一少"症状相对明显；2 型糖尿病多数患者没有明显"三多一少"症状，只有血糖升高到一定程度（空腹血糖 > 10.0mmol/L）才会有"三多一少"症状。

（尚菊菊　宋　颂）

04 筛查是否患有糖尿病需要做哪些检查

（1）血糖水平检查

空腹血糖：正常水平为 3.9 ~ 5.5mmol/L，若空腹血糖 ≥ 7.0mmol/L 就可以诊断为糖尿病。若空腹血糖在 5.6 ~ 6.1mmol/L，或存在糖耐量受损的高危因素，可进行口服糖耐量试验。

口服葡萄糖耐量试验（OGTT）：OGTT 应在无摄入任何热量 8 小时后，清晨空腹进行，口服溶于 250 ~ 300ml 水内的无水葡萄糖粉 75g，糖水在 5 分钟之内喝完。正常人的空腹血糖水平在 3.9 ~ 5.5mmol/L，口服葡萄糖后 30 分钟至 1 小时血糖达高峰，一般为 7.8 ~ 9.0mmol/L，但峰值 < 11.1mmol/L；2 小时血糖 < 7.8mmol/L；3 小时后血糖恢复至空腹水平。而糖尿病患者口服一定量的葡萄糖后血糖急剧升高，短时间内不能降至空腹水平。

糖化血红蛋白（HbA1c）：糖化血红蛋白值可反映 3 个月内的血糖水平。目前我国将糖尿病患者糖化血红蛋白的控制标准定为 6.5% 以下。

（2）β 细胞功能检查

血清胰岛素检测和胰岛素释放试验：了解胰岛 β 细胞基础功能状态和储备功能状态，间接了解血糖控制情况，主要用于糖尿病的分型诊断及判别 β 细胞功能。空腹胰岛素正常值为 5 ~ 25mU/L；胰岛素释放试验，口服葡萄糖后胰岛素高峰出现在 30 分钟至 1 小时，峰值为空腹胰岛素的 5 ~ 10 倍，2 小时胰岛素 < 30mU/L，3 小时后降至空腹水平。

C 肽释放试验：检测空腹 C 肽水平、C 肽释放试验可以更好地评价胰岛 β 细胞分泌功能和储备功能。空腹 C 肽正常值为 0.3 ~ 1.3nmol/L；C 肽释放试验，口服葡萄糖后 30 分钟至 1 小时出现高峰，其峰值为空腹 C 肽的 5 ~ 6 倍。

胰岛自身抗体：胰岛细胞抗体、谷氨酸脱羟酶抗体、胰岛素自身抗体用于糖尿病分型，其中谷氨酸脱羟酶抗体出现时间早，持续时间长，临床意义最大。

（3）血脂和血压检查

总胆固醇：正常值 < 5.20mmol/L，如果 > 5.72mmol/L 提示总胆固醇升高。

三酰甘油：正常值 ≤ 1.70mmol/L，如果 > 1.70mmol/L 提示三酰甘油升高。

高密度脂蛋白：正常值 > 1.04mmol/L，如果 ≤ 0.91mmol/L 提示高密度脂蛋白减低。

低密度脂蛋白：正常值 ≤ 3.12mmol/L，如果 > 3.64mmol/L 提示低密度脂蛋白升高。

正常血压：90mmHg < 收缩压 < 140mmHg、60mmHg < 舒张压 < 90mmHg；

糖尿病患者正常值在 130/80mmHg 以下，对已出现蛋白尿患者血压应在 125/75mmHg 以下。

（4）微动脉损害检查

眼底检查：由于 2 型糖尿病具有很强的隐蔽性，很多患者确诊时患病已经 5 年以上，而这部分患者 10% ~ 15% 已经发生糖尿病视网膜病变，通过普通的眼科检查可以直接判断眼底的病变情况。

尿蛋白和肾功能检查：糖尿病肾损害是糖尿病常见的一类并发症，通过静脉血检查肾功能和尿检尿蛋白判断肾的受损情况。

肾功能：主要包括对血肌酐 (Cr) 和尿素氮 (BUN) 的检查，两者常一起用来判断肾功能的情况，如果两项指标升高提示肾功能受损。

尿蛋白检测：持续尿蛋白阳性是糖尿病肾病的表现，此时往往伴有糖尿病视网膜病变；尿蛋白阳性的糖尿病患者微血管并发症的发生率也大大增高。

（5）大动脉损害检查

心脏检查：包括标准12导联心电图、心脏彩色超声检查等。这些检查可以初步了解有无冠心病及心功能不全。

脑检查：包括颅脑CT、MRI、颈动脉超声，了解有无脑卒中及颈动脉粥样硬化。

踝肱比：踝肱比也称踝肱指数，是检查下肢动脉硬化、斑块或狭窄的重要手段。踝肱比＝胫前或胫后动脉血压／肱动脉血压，正常值＜0.9。如果踝肱比大于0.9，可进一步检查胫后动脉、足背动脉的搏动情况，观察是否存在缺血、皮肤色泽改变等表现；若怀疑有下肢缺血，需完善多普勒超声检查及造影检查。

神经系统检查：包括尼龙丝触觉、立卧位血压、四肢腱反射等项目。

（尚菊菊　宋　颂）

05 ▶ 糖尿病会给人带来哪些危害

糖尿病会影响机体代谢，损害微动脉、大动脉及周围神经，对心脑肾等多器官多系统产生影响，可出现多种急性、慢性并发症，严重者可危及生命。

常见的危害有糖尿病酮症酸中毒及昏迷、糖尿病乳酸性酸中毒、糖尿病引发的各种感染、心血管病变（动脉硬化及微血管病变，导致冠心病、心肌梗死等）、肾脏病变（肾功能下降，肾衰等）、神经病变（周围及中枢神经病变）、糖尿病眼病、糖尿病足、糖尿病脑卒中和糖尿病引起的脑部并发症等。

（尚菊菊　宋　颂）

06　糖尿病患者经常感觉手脚麻、眼睛看不清东西，是并发症吗

糖尿病患者神经系统受到损伤，表现为糖尿病周围神经系统病变。所谓周围神经就是人体除脑部、脊髓以外的神经组织。周围神经不仅负责人体的各种感觉、运动，还支配着人体的内脏活动，如心脏、胃肠等。约一半的糖尿病周围神经病变患者无临床症状，常见症状包括肢体麻木、疼痛或者蚁走感等。

脚麻是周围神经病的早期典型症状。糖尿病神经病引起的脚麻有4个特点：①从远端开始；②有对称性；③逐渐向上发展；④除了麻，还会有袜套样感觉、踩棉花感、蚁走感等。由于感觉麻木，患者对温度、疼痛不敏感，有时由此发生烫伤、割伤、硌破而不自知的情况，发展下去就会出现糖尿病足等严重问题。

糖尿病引发的微血管病变可引发糖尿病眼病，几乎所有眼病都可能发生在糖尿病患者身上。其中最常见的为糖尿病视网膜病变，早期表现为眼睛干涩易疲劳，逐渐出现视力下降、视物模糊或是视野缺损，甚或突然视物不见。

（尚菊菊 宋 颂）

07 糖尿病的急性并发症有哪些

糖尿病酮症酸中毒：多发生于 1 型糖尿病患者，严重的 2型糖尿病患者也可出现。本症起病急，多数患者表现为多尿、烦渴、乏力等糖尿病症状加重，严重者可出现恶心、呕吐、食欲减退等，甚至出现不同程度的意识障碍或昏迷。

高渗性高血糖状态：起病隐匿，从发病到出现典型临床表现一般为 1～2 周，多见于 60 岁以上老年 2 型糖尿病患者。初期仅表现为多饮、多尿、乏力等糖尿病症状加重，随着病情进展，可出现严重脱水和嗜睡、幻觉、定向障碍、偏瘫或偏盲、癫痫、昏迷等中枢神经系统损害。

乳酸性酸中毒：多发生于大量服用双胍类药物或伴有全身性疾病的患者，起病较急，常有呼吸幅度增加、神志模糊、昏迷等症状。

（尚菊菊 宋 颂）

08 糖尿病患者会出现低血糖吗

糖尿病患者在治疗过程中可能发生血糖过低现象。对于接受药物治疗的糖尿病患者只要血糖 < 3.9 mmol/L 就属于低血糖。可能的诱发因素有：未按时进食或进食过少、饮酒（尤其是空腹饮酒）、运动增加、胰岛素及胰岛素促泌剂的使用、呕吐、腹泻、对血糖要求过于严格等。

（尚菊菊 宋 颂）

09 低血糖会有什么表现

低血糖的表现和血糖水平以及血糖的下降速度有关，表现为心悸、焦虑、出汗、头晕、手抖、饥饿感等，甚则出现神志改变、认知障碍、抽搐、行动异常和昏迷。部分患者发生低血糖时可无明显的临床症状，称为无症状性低血糖。低血糖可导致不适甚至发生生命危险，应该引起特别注意，建议糖尿病患者随身携带饼干、糖果等食品，一旦发生低血糖，立即食用。

（尚菊菊 宋 颂）

10 糖尿病有哪些口服的治疗药物

如果我们把血液中的葡萄糖比作一群求职人员，而胰岛素则作为接待员，负责妥善安排葡萄糖去往身体中的各个岗位发挥作用。而当摄入糖分过多（入职人员过多），胰岛素分泌不足（接待员人手不足）或者是胰岛素抵抗（招聘岗位缺乏响应）的时候，葡萄糖则大量留存在血液中成为"待业人群"，造成血糖升高，超过一定的范围，时间久后就会发展成为糖尿病。而治疗糖尿病就像是帮助血液中无法找到工作的葡萄糖进入合适的岗位，减少血液中的"待业"葡萄糖。

根据发病及治疗的机制，口服降糖药物分为：促进胰岛素分泌为主要作用的药物和通过其他机制降低血糖的药物。

（1）促进胰岛素分泌类药物

以增加"接待员数量"为主要作用的药物。主要包括磺脲类药物（主要有格列美脲、格列齐特、格列本脲、格列吡嗪、格列喹酮），格列奈类药物（主要有瑞格列奈、那格列奈和米格列奈），二肽基酶Ⅳ抑制剂（主要有西格列汀、沙格列汀、维格列汀、利格列汀和阿格列汀），这些药物通过刺激胰岛 β 细胞，增加胰岛素分泌，加快血液中的葡萄糖氧化供能或转化为糖原和脂肪来降低血液中的血糖含量。

（2）其他机制降低血糖的药物

减少葡萄糖进入血液或增加葡萄糖从体内排出量类药物。除了增加胰岛素分泌外，我们还可以从求职人员本身入手，通过减少血液中的葡萄糖含量来治疗糖尿病。如 α-糖苷酶抑制剂类药物（主要有阿卡波糖、伏格列波糖和米格列醇）和钠-葡萄糖共转运蛋白 2 抑制剂（主要有达格列净、恩格列净、卡格列净和艾托格列净）。α-糖苷酶抑制剂类药物可以抑制碳水化合物在小肠中的吸收从而降低患者餐后血糖，适合于以碳水化合物为主要食物成分的餐后血糖升高的患者，钠-葡萄糖共转运蛋白 2 抑制剂主要通过抑制肾脏对葡萄糖的重吸收，促进葡萄糖从尿液排出，而降低血液中葡萄糖的含量。

降低胰岛素抵抗，提高机体胰岛素敏感性类药物。我们还可以通过提高招聘岗位的响应速度来满足葡萄糖的"就业需求"。如药物二甲双胍和噻唑烷二酮类（主要有罗格列酮和吡格列酮）。二甲双胍不仅可以改善外周的胰岛素抵抗，使肌肉、肝脏及脂肪组织积极响应胰岛素号召加强葡萄糖的利用与储存，使葡萄糖顺利"入职"，从而降低血液中葡萄糖的含量；还可以通过减少肝脏葡萄糖的输出，来减少血液中葡萄糖的来源。噻唑烷二酮类药物通过增加肌肉、脂肪组织和肝脏的胰岛素敏感性，来积极响应胰岛素号召降低血糖。

糖尿病的临床治疗药物种类丰富，选择繁多，近些年来新的降血糖药物不断问世并在临床使用，且临床中不同机制的降糖药物常联合使用。所以需要在医生指导下结合自身的情况来进行药物的选择和剂量的调整，规律服用药物并按时监测血糖，定期复诊，警惕低血糖，如有不适及时就医。

（尚菊菊　胡语璇）

11 糖尿病有哪些可以注射的治疗药物

糖尿病注射类药物有胰岛素和胰高糖素肽 –1 受体激动剂。

（1）胰岛素

胰岛素可以根据作用时间长短分为：超短效胰岛素，短效胰岛素，中效胰岛素、长效胰岛素和预混胰岛素。

超短效胰岛素：起效时间 10 ~ 15 分钟，需在餐前 30 分钟皮下注射，主要包括门冬胰岛素、赖脯胰岛素。

短效胰岛素：起效时间 30 ~ 60 分钟，需在餐前 30 分钟皮下注射。主要包括生物合成人胰岛素、精蛋白锌重组人胰岛素、重组人胰岛素。

中效胰岛素：起效时间 2 ~ 4 小时，一般作为基础胰岛素与超短效胰岛素或短效胰岛素混合，餐前使用。主要包括精蛋白生物合成人胰岛素、精蛋白锌重组人胰岛素、低精蛋白重组人胰岛素。

长效胰岛素：起效时间 2 ~ 4 小时，持续时间较长，作为基础胰岛素每日注射 1 ~ 2 次。代表药物有甘精胰岛素、地特胰岛素。

预混胰岛素：是将短效胰岛素和中效胰岛素按比例预先混合而成，短效可以快速降低餐后血糖，中效可以缓慢持续发挥作用控制基础血糖。药品名上的数字代表了短效和中效胰岛素所占比例，如门冬胰岛素 30，则代表短效占 30%，中效占 70%，此类代表药物还有精蛋白生物合成人胰岛素、精蛋白锌重组赖脯胰岛素混合注射液、精蛋白锌重组人胰岛素混合注射液。

（2）胰高糖素肽 -1 受体激动剂

胰高糖素肽 -1 受体激动剂可以同时刺激胰岛素分泌和抑制胰高血糖素分泌，通过促进葡萄糖利用和减少葡萄糖来源来降低血糖，主要代表药物有短效制剂贝那鲁肽，长效制剂利拉鲁肽、度拉糖肽。长效制剂因其作用持续时间较长，可根据药物种类每日或每周注射 1 次（减少了注射的次数，使用起来较为简便）。

需要注意：胰岛素注射类药物如果使用不当容易发生低血糖。如打完胰岛素后忘了吃饭，或者吃的较少，会造成血糖偏低，可出现心慌、头晕、汗出、乏力等不适症状，严重时可危及生命。此时要及时测量血糖，若血糖 < 3.9mmol/L，需要快速补充糖分，可进食含糖较高的饮料、糖果、糕点等食物，如果改善不明显，应该尽快就医，在医生的指导下根据血糖调整注射剂量。

（尚菊菊　胡语璇）

12 胰岛素是激素吗？一旦用了胰岛素后就停不下来了吗

胰岛素是激素的一种，但它和普通百姓理解的激素不是一个概念，在咱们百姓的理解里，激素有很多的不良反应。胰岛素这个激素是由体内的胰岛 β 细胞生成，它是身体中必需的、唯一可以降低血糖的激素。胰岛素是否要终生使用需要根据具体病情来决定。

1 型糖尿病患者：当所患糖尿病分类属于 1 型糖尿病时，胰岛素是临床研究证实对于 1 型糖尿病唯一明确有效的降糖药物，诊断后需要终生规律注射胰岛素控制血糖。若患者属于自身免疫性疾病导致胰岛 B 细胞被破坏，胰岛素分泌绝对不足的糖尿病，也需要长期注射胰岛素控制血糖。

2 型糖尿病患者：患者属于 2 型糖尿病时，可根据血糖和胰岛功能恢复情况而定。当患者诊断为 2 型糖尿病，同时糖化血红蛋白 ≥ 9.0% 或空腹血糖 ≥ 11.1mmol/L 时，可采取短期的胰岛素强化治疗，经过规律治疗，待血糖得到良好控制和症状得到显著改善后可根据病情改用口服药物治疗。

2 型糖尿病患者口服药物控制不佳者：2 型糖尿病经口服药物治疗血糖控制不佳后再加用胰岛素的患者，需要根据胰岛素注射后血糖具体情况而定。若血糖控制平稳，胰岛功能改善后可酌情停止胰岛素的注射。

合并其他疾病的患者：除了确诊糖尿病以外，患者还合并有其他疾病也是决定是否需要长期使用胰岛素的重要因素。如糖尿病患者合并慢性肾脏疾病（CKD）并且CKD分期属于4～5期时，因其肾脏滤过功能较差，大部分口服药物不能及时代谢并排出体外，此时就需要长期使用胰岛素控制血糖。

因此，我们要理性认识到胰岛素对控制血糖具有不可代替的效果，在医生的指导下，正确地运用。

（尚菊菊　胡语璇）

13 有一周打一次针的降血糖药物吗

随着科学的发展和技术的进步，近几年胰高糖素肽-1受体激动剂逐渐进入广大糖尿病患者的视野，这类药物药效持续时间长，可以达到一周仅注射一次就可维持血糖的效果。

临床较常使用的胰高糖素肽-1受体激动剂有度拉糖肽，利拉鲁肽等。每周只需注射一次，相较于需要每天多次注射的胰岛素，其方便快捷，容易坚持，还可以减轻肥胖患者的体重，但并不是所有糖尿病患者都适合使用。

这类的周制剂适用于成人2型糖尿病患者的血糖控制，如仅靠控制饮食和运动血糖控制不佳的患者；在饮食控制和运动基础上，接受二甲双胍或磺酰脲类药物（格列本脲等）或二甲双胍联合磺酰脲类药物（格列本脲等）治疗血糖仍控制不佳的患者。这类周制剂对 1 型糖尿病患者无效，故 1 型糖尿病患者不能使用。同时，有胰腺炎病史的患者也不推荐使用，禁用于有甲状腺髓样癌个人既往史和家族史的患者，以及患有 2 型多发性内分泌腺瘤综合征的患者。

使用时患者需要注意：若出现皮疹、鼻塞等过敏反应，请立即就医；与糖尿病口服药物或胰岛素组合使用，发生低血糖症的风险可能会增加，患者要按时监测血糖，警惕低血糖的发生；不良反应有心慌、恶心、腹泻、呕吐等，因为胃肠道不良反应而可能引起腹泻，产生脱水的风险，可以在治疗期间多饮水，减少大量出汗的情况；如果错过了一次注射剂量，并且直到下一次计划的剂量注射至少还有 3 天，应尽快进行给药，然后恢复每周一次的给药方案；若错过后，下一次计划的剂量将在 1 或 2 天内到期，请不要继续使用遗漏的剂量，而应以下一个定期安排的剂量恢复使用。

所以，一周一次注射剂虽然便捷，但也要根据自身病情具体情况在医生指导下选用。

（尚菊菊　胡语璇）

14 中医如何认识糖尿病

唐代医家甄立言在《古今录验方》中记载："渴而饮水多，小便数，无脂似麸片甜者，皆是消渴病也。"这说明古代中医认为的消渴病是一种以多饮、多尿且小便有甜味为主要临床表现的疾病。根据古文的表述和糖尿病的临床表现，我们认为中医所论述的"消渴病"与现代糖尿病密切相关。因此，我们在临床治疗中多以古籍中的"消渴"作为参考对糖尿病进行诊治。

但中医对于糖尿病的认识，并非仅限于"消渴病"，对于糖尿病前期、糖尿病的发病过程以及糖尿病并发症，中医都有详细的论述。糖尿病前期，在《黄帝内经》里称作"奇病"，患者表现为"口中有甜味"，古代医生将这种病叫作"脾瘅"，认为这个病是因为过多进食肥甘厚腻造成的，因为"肥者令人内热、甘者令人中满"，也就是说，饮食过于油腻和甘甜，会阻碍脾胃的运化，导致气机不畅而腹中胀满。那么脾瘅与糖尿病或者"消渴病"有什么样的关系？书中明确指出"其气上溢，转为消渴"，可见"脾瘅"是"消渴病"的前期。因此对于糖尿病前期，中医从饮食和脾胃着眼，多从患者的生活方式入手，嘱咐患者控制饮食，不要过食肥甘厚腻。此时吃中药就是一个较好的选择，书中所说"治之以兰，除陈气也"，用一些中药清热除湿，恢复人体正常的运化功能，从而预防糖尿病的发生。除了饮食不节外，中医认为先天不足，特别是阴虚体质之人也易患消渴病，情志失调，长期过度精神刺激或劳欲过度，也是导致本病发生的病因。

我们常说中医强调身体的阴阳平衡，而消渴病是身体处于阴虚而阳气相对于亢盛的一种状态，口干多饮，善饥多食都是阴虚阳亢的表现，所谓"阴虚为本，燥热为标"，两者互为因果，阴愈虚则燥热愈盛，燥热愈盛则阴愈虚。消渴病主要涉及肺、胃、肾三脏。三脏之中，虽可有所偏重，但往往又互相影响，所以多饮、多尿、多食，"三多"之证常可相互并见。

对于糖尿病并发症，中医的认识也是比较全面的。金元时期的著名医家刘河间就明确指出了消渴病日久，可以"变为雀明，或内障、痈疽、疮疡"，亦可"变为水肿"，这些记述，与糖尿病引起的眼病、足病、肾脏病都是符合的。

（尚菊菊　胡语璇）

15 ▶ 中医药如何治疗糖尿病

中医药可以全程干预糖尿病。在糖尿病前期联合生活方式干预可以预防糖尿病的发生；糖尿病期联合西药可以控制血糖，使血糖平稳，并且还可以适当减少西药的用量，同时防治糖尿病的慢性并发症。我院研发的益气生津袋泡茶对于口干，口渴，倦怠乏力，心烦不宁，失眠健忘，大便秘结，气阴两虚型糖尿病有着较好的治疗效果。

我们要知道，中药对于糖尿病的治疗重点并非降糖，目前医学界公认的观点是，无论是单方还是复方制剂，其降糖作用都还有待进一步研究。因此中药对于糖尿病患者的作用，主要是通过滋阴、活血、补肾等来改善患者乏力、口渴等不适症状，并通过调整中药配伍等方法防治糖尿病慢性并发症。因此，我们也需要服用西药积极控制血糖，在医生的指导下调整药物，不可擅自停止西药治疗，科学地采用中西医结合治疗。

除了药物治疗外，中医也十分看重通过调整生活方式来帮助患者控制糖尿病的发展，我们可以从合理膳食和加强体育锻炼入手。

合理膳食：控制每天主食的总量，摄入适量脂肪，补充足够的蛋白质，选择低糖的蔬菜和水果。一般来说，每天的碳水化合物应占总能量的50%～60%，也就是每天摄入200～350克的主食，但这并不绝对，要根据患者的身高、体重、运动量和并发症适当调整。建议日常饮食中适当摄入不饱和脂肪酸，不要过度摄入饱和脂肪酸，保持充足的蛋白质的摄入有助于提高患者的抵抗力，摄入低升糖指数的蔬菜和水果，可以避免血糖忽高忽低的波动，从而有效控制血糖。一些热量较低、维生素和纤维素含量高的蔬菜有：生菜、菠菜、西红柿、萝卜、苦瓜、黄瓜、冬瓜、香菇、花菜、竹笋等。一些升糖指数低的水果有：柚子、樱桃、苹果、桃、杨桃、杏等。

加强体育锻炼：建议每周进行3～5次有氧运动，每次30～60分钟。如步行、快走、慢跑、游泳、骑自行车、跳绳等。

（尚菊菊　胡语璇）

16 ▶ 糖尿病能根治吗

糖尿病作为一种慢性疾病，目前临床上尚缺乏彻底治愈的手段。

生活中大家接触到的糖尿病大多是1型糖尿病或2型糖尿病，它们是遗传因素和环境因素共同作用下的结果。这也就是说糖尿病的患者或多或少在出生时就带上了易患糖尿病的"标签"。如果再遇到不利的后天因素（如肥胖、少动、情绪紧张、感染等），糖尿病的发病过程就会被启动。等到真正发现血糖升高并诊断糖尿病时，身体的胰岛功能大多都已经被损伤了。所以糖尿病的血糖异常只是整个疾病的"冰山一角"，其发病原因及其他异常则深深藏在水面之下。现有的糖尿病治疗手段，还没有任何一种治疗方法能够完全恢复正常的胰岛功能，更不要说改变已经携带易感糖尿病的基因了。因此，无论是西医还是中医，目的都是控制血糖、保护残存的胰岛功能、避免或改善糖尿病并发症。

尽管糖尿病不能根治这个现实有些令人沮丧，但希望仍在，现在已经有越来越多的方法和药物能够帮助糖尿病患者进行血糖监测和控制，使糖尿病病程保持在一个缓解期，减少近期和远期的并发症，提高患者的生活质量和寿命。若是在刚发现血糖有异常的时候就被诊断为糖尿病，一部分人可以通过饮食控制、减轻体重和体育锻炼等生活方式改变，将血糖控制在正常范围内，而非使用药物治疗，达到一定程度上的"治愈"。

（尚菊菊　胡语璇）

17 ▶ 糖尿病患者能吃甜食吗

糖尿病患者经常会被"甜的不能吃""水果不能吃""主食不能吃"这类的劝说困扰着。自从患了糖尿病后，总是能遇到各种各样不明确的饮食禁忌，其中糖尿病患者最希望知道的是"糖尿病患者到底能不能吃甜食"，想了解这个问题，我们还是要先知道血液中的葡萄糖到底是从哪里来的。

我们血液中的葡萄糖有两个来源：一个是从食物中获得，另一个是由体内糖原分解和糖异生而来。

我们平日的饮食决定了身体从食物中获得的葡萄糖数量，其中碳水化合物吸收后是造成血糖升高的最主要原因，所以饮食中碳水化合物的比例越多，血糖就越容易升高。哪些是含碳水化合物较多的食物呢？米饭、馒头、面条、土豆、山芋，这些食物都能让血糖很快升高，但这些食物也不是所谓的甜食，而是含有大量淀粉（碳水化合物的主要存在形式）的食物。而面包、蛋糕这类的食物就是淀粉和人工添加糖的一种混合物，糖果就更不用说了，所以吃这类食物并不利于血糖的控制。那么糖尿病患者就再也不能吃这一类的含碳水化合物的食物了吗？其实不然，碳水化合物作为人体必需营养物质的一种，是必须摄入的，这就需要我们自觉控制好食物摄入量，在血糖控制较为平稳（空腹血糖 ≤ 7.0mmol/L，餐后血糖 ≤ 10.0mmol/L）的时候可以稍稍吃一些甜食，但正餐就需要相应的减少主食的摄入量，避免血糖的飙升。

对于甜食的选择也是有一些学问。

天然含有糖的食物：大部分水果和水果干的血糖指数并不高，可以少量纳入到饮食当中。如番茄、樱桃、苹果、梨、蓝莓、橙子、柚子等都是含糖量较低的水果。在不增加总碳水化合物的前提下，用少量耐嚼的水果干加几粒坚果一起咀嚼，替代饼干、糕点作为餐间零食，其实是有利于平稳血糖和血脂的。

营养价值比较高而含糖少的食物：含糖酸奶的血糖指数只有 48，仍然比吃米饭馒头低得多。当然，不含糖的酸奶更好，血糖指数会低到 30 以下。糖尿病患者每次喝一小杯（100 克）作为餐间加餐，并不会带来大的血糖波动。同理，在豆浆里加入不到 5% 的糖，制成低糖（按我国规定，糖含量在 5% 以下才能叫做低糖）的豆浆，也是可以少量食用的。

含有大量糖分的重加工食品：有些食物本身就含有大量碳水化合物，热量较高，还添加了许多白糖和糖浆。如甜饮料、饼干、糕点、月饼、汤圆等，健康的人群都需要少吃，糖尿病患者更不建议食用。

（尚菊菊　胡语璇）

18 ▶ 运动可以降低血糖吗

并不所有的运动都可以降低血糖，只有结合病情，正确规律的运动才能有效地帮助血糖保持平稳。

芬兰糖尿病预防研究（DPS）结果显示每天进行 30 分钟的有氧运动和抗阻锻炼有利于进一步降低糖尿病患者的血糖水平，《中国 2 型糖尿病防治指南（2020 年版）》指出：规律运动 8 周以上可将 2 型糖尿病患者糖化血红蛋白降低 0.66%，坚持规律运动的糖尿病患者死亡风险显著降低；成人 2 型糖尿病患者每周至少 150 分钟中等强度有氧运动；成人 2 型糖尿病患者应增加日常身体活动，减少静坐时间。运动对于糖尿病患者益处多多，我们应该注意些什么呢？

结合自身病情，切勿强迫运动：当患者处于酮症酸中毒、空腹血糖 ≥ 16.8mmol/L 等情况下，不推荐患者进行运动；当患者关节、肌肉出现损伤时也不建议带伤运动，应在相应的专科就诊后，再根据情况而定，如合并其他慢性疾病，如合并增殖性视网膜病变、肾脏疾病（肌酐 > 1.768 mmol/L）、严重心脑血管疾病（不稳定型心绞痛、严重心律失常、短暂性脑缺血发作）及急性感染的患者是不能进行糖尿病运动治疗的。

药物与运动，相辅相成：只要运动就能降低血糖的想法是错误的。如果把糖尿病的治疗希望完全寄托于"运动"，既不监测血糖，也不就诊，则有害无益。

切勿空腹运动，避免低血糖：空腹锻炼，容易使糖尿病患者发生低血糖，出现心慌、头晕、大量汗出等症状，严重时甚至会导致昏迷。因此，糖尿病患者早上运动前无论肚子饿不饿，都要先吃早饭，注射胰岛素的患者，可以先打针再吃饭，至少30分钟后再出门运动。运动时可以携带糖果、果汁等能补充糖分的食品，在发生低血糖时食用，运动后喝一些白开水，以补充水分。

（尚菊菊　胡语璇）

第十二部分

心脏康复

01 ▶ 什么样的心脏病患者需要康复治疗

心脏康复是指在药物、运动、营养、心理及行为等多个方面，由医生对患者进行干预，使得心血管病患者的日常生活尽最大可能不受疾病的影响，减少症状再次发生、疾病持续进展甚至死亡的风险，达到与疾病长期共存的目的。心脏康复的方式包括合理使用药物、运动锻炼、饮食调整、行为训练及康复评估等。

心脏康复是心血管慢性疾病一种重要的治疗手段，心脏康复包括3个阶段：第1阶段是在住院期间进行的心脏康复，也叫作院内康复；第2阶段是在门诊，由医师指导进行康复训练，也叫作门诊康复；第3阶段是在医师指导下在家庭或健身房进行更进一步的康复训练，也叫作社会康复。心脏康复的实践适用于绝大多数病情稳定的心血管疾病患者。对于心肌梗死后、稳定劳力型心绞痛、心脏搭桥或是心脏支架植入术后的患者，通过心脏康复，可以逐渐增加其活动耐量，减少劳力性心绞痛的发作。

对于各种类型的慢性心力衰竭稳定期患者，适当的康复训练可以提高患者的活动耐量，使其能够尽可能地恢复日常生活，改善生存质量。对于高血压、高脂血症、代谢综合征的患者，心脏康复有助于改善血压、血脂、血糖等，通过合理控制血压、血糖、血脂等危险因素，达到预防心血管疾病的目的。符合心脏康复的适应证，同时具有心脏康复意愿的患者，在正规心脏康复医师指导下均可进行心脏康复治疗。针对不同心脏基础疾病，心脏康复医师会选用不同的治疗方式。

需要注意的是，以下疾病不适合心脏康复，如未控制的不稳定型心绞痛、急性心力衰竭、未控制的严重心律失常、未控制的高血压、高热、严重感染等，这些疾病的患者需要等待病情治疗稳定后，再开始心脏康复治疗。

（胡　馨　刘子豪）

02 ▶ 心脏康复都做些什么

心脏康复包括评估、处方、管理三个部分。首先由临床医师对患者进行全方位的评估。

评估的内容包括：一般病情的评估，通过详细掌握患者的病史、查体、检验检查结果，对患者进行整体病情的把握和危险分层；通过了解患者的体重、BMI、腰围、臀围、肌力、柔韧性、平衡能力等对患者进行体能的评估；应用一系列的量表对患者的日常生活活动情况进行评估，如日常饮食、排便、上下楼梯等是否独立完成或是需要他人辅助。通过初步的心肺运动试验评估患者的心脏和呼吸功能，方便后续有针对性的处方。当然，还需要运用各种精神、心理量表评估患者的精神状态和心理情况。

在经过全方位的评估之后，专业的心脏康复医师已经基本了解患者的各种情况，会给出每个患者个性化的心脏康复处方。一般来说，心脏康复有5大处方。

第一是药物处方：针对患者的心脏病情，指导患者规范化的西药治疗，同时根据中医整体观念和辨证论治原则，由中医师给予中药治疗。教育、监督、鼓励患者坚持用药，提高用药依从性。

第二是营养处方：根据患者血压、血糖、血脂、运动习惯等，制定个体化的营养处方，指导患者及家属养成健康饮食习惯，从而控制心血管病危险因素。

第三是心理处方：根据心理评估结果，识别患者的精神心理问题，给予适当的心理疏导、药物治疗，严重者建议到精神专科治疗。

第四是戒烟处方：根据患者戒烟的意愿，拟定戒烟计划，给予戒烟方法指导、心理支持和戒烟药物治疗，定期随访。

第五是运动处方：通过指导患者的运动方式、运动频率、运动持续时间和运动强度等方面，使患者安全、科学地进行康复运动，提高日常活动耐量。

管理：在心脏康复患者的治疗过程中，康复医师根据患者的病情和治疗情况，进行综合管理，定期评估、调整康复处方，形成良性的循环。使患者尽早恢复正常的生活，减少心血管疾病的发作。

（胡 馨 刘子豪）

03 心脏病患者进行运动有风险吗

适当的运动有助于减轻心脏病患者的临床症状、提高生活质量、改善患者的远期预后。过度运动反而会增加心脏病患者的疾病风险，剧烈的运动有可能会造成严重的后果，甚至发生猝死。

心脏病患者本身存在心脏血管狭窄、心肌缺血的情况，当其大量运动的时候，心跳次数增加，心肌耗氧量增加，心脏做功也随之增加，会加重心肌缺血的程度，造成心绞痛发作。剧烈运动甚至可能造成动脉粥样硬化斑块破裂，形成血栓，最终导致心肌梗死。

当我们进行体育运动时，交感神经过度兴奋，会增加我们的心率、血压。房颤患者心率增加后，会导致胸闷、心悸、喘憋等不适。若患者的血压控制欠佳，在加上运动导致的血压增加，可能会造成高血压急症/亚急症，甚至导致脑出血等严重并发症。运动量过大时，我们的身体大量出汗，会丢失钾、钠、氯等电解质，诱发心律失常的发生。此外，过量运动的时候，肌肉可能会出现溶解现象，临床也称之为"横纹肌溶解"。肌肉溶解之后，肌肉里的肌红蛋白就会在肾小管里形成结晶，对肾小管形成阻塞，从而影响肾脏的正常运转，造成急性的肾衰竭，威胁生命。

因此，心脏病患者进行体育运动是有一定风险的。但是，心脏病患者也不是完全不能运动。对于病情稳定的心脏病患者，可以在医师指导下由低强度运动开始循序渐进，逐渐缓慢过渡到中等强度的运动训练，运动过程中注意监测血压、心率，关注有无胸闷、气短等不适，避免剧烈运动加重心脏风险。对于病情不稳定的心脏病患者则不建议即刻进行体育运动，需要等病情平稳后再在医师的指导下进行。

（胡　馨　刘子豪）

04 得了心肌梗死还能做康复运动吗

很多心肌梗死患者，出院后患上了"运动恐惧症"。他们认为自己虽然得到了及时的救治，但受伤的心脏经受不住运动的考验，这显然是患者对该认识存在的误区。多项前瞻性随机对照试验已证实，心脏康复运动可以改善患者预后、降低心脏病患者的发病率和病死率、提高患者的运动耐量，从而提高生活质量、减少冠心病发生的危险因素。

心肌梗死后早期康复运动具有重要意义：运动可以减少长期卧床的不利影响，缩短住院时间，降低治疗费用。科学研究表明心肌梗死后进行系统康复，能够改善心肌供血，提高心脏的储备能力，减少病死率及再次心肌梗死等冠状动脉事件的复发，也可以延缓冠心病的发展进程；提高运动能力，可以改善患者的生活质量和身心状态，增强对生活和机体康复的信心，可显著改善患者对自身生活质量的感觉。

因此，得了心肌梗死是可以进行运动的。由于心肌梗死患者是心血管病的极高危患者，对于这样的患者进行运动康复一定要在专业的医生指导下进行分步骤的、个体化的康复运动，才能保证患者的安全及康复效果。应掌握量力而行、循序渐进的原则，因为过量过早的运动可能会诱发心力衰竭的发生。住院期间，在医生指导下进行有步骤的运动，出院复诊时，医生会帮助患者制定更加合理和个体化的运动处方，以期更好地进行运动康复。适合心肌梗死患者的一些有氧运动包括散步、慢跑、打太极拳等。

（胡　馨　刘子豪）

05 心脏外科手术后怎样进行康复

心脏外科术后康复通常分成 3 个主要阶段。

第一阶段：稳定患者心肺功能。

心脏术后早期主要的精力应放在稳定患者心肺功能状态上。在拔除气管插管后，刺激咳痰，进行呼吸锻炼和胸部理疗可以帮助患者清除呼吸道分泌物，保持气道通畅，减少肺不张。防止长期卧床造成并发症的发生。在这一阶段，康复应在持续遥控监测下进行。患者应在看护下开始如主动或被动的床上移动，或是在术后 24 ~ 48 小时内开始坐位。低风险的患者可以自主做一些训练，如每小时脚踝的足伸和背曲，坐在床边的凳子上，并开始从事日常活动如剃须、擦身或是口腔护理。一旦患者转出重症监护室回到普通病房，患者应当在协助下下床并尝试站立，以及在室内走动，每天可以进行短距离步行。

第二阶段：康复训练。

康复训练重点是帮助患者重新回到健康时的职业或娱乐活动中去，必要时调整或寻找可以代替之前的活动，帮助患者逐步开始安全有效的室内康复运动和娱乐活动，为患者和其家属提供相应的健康教育，另外向患者提供有关缓解压力，戒烟，营养和减肥等方面的咨询和教育。在第二阶段的康复训练中需要掌握合适的运动方法和运动强度，做到有效而不过量。运动的方式依据个人喜好及差异而定，以有氧运动为主，如慢跑、游泳、骑车、打太极拳、跳健身操等。

第三阶段：心脏康复。

心脏康复是为进行二级预防和维持健康生活方式而设置的。为取得这样的效果，患者必须每周进行 3 ~ 5 次的训练课程。患者可以自行选择锻炼的方式，如步行、游泳、骑车或慢跑。本阶段的目标是维持目前的身体状态并减少心脏病复发的危险因素。本阶段从术后半年开始进行比较理想，应当终身坚持。

（胡　馨　刘子豪）

06 ▶ 植入心脏支架后还能运动吗

通常情况下，如果没有合并其他严重的疾病，植入心脏支架后，心脏情况稳定，需要进行必要的运动，可改善心脏循环，延缓动脉粥样硬化。建议植入支架后，第一天卧床休息；第二天可根据症状适当增加运动量，如适当坐起、站立、在床边活动，然后再慢慢恢复到日常活动。

进行运动的时候，一定要循序渐进。刚开始，运动幅度需相对比较小，运动时间不要太长，然后再逐渐增加运动量。建议每周运动3次以上，每次运动时间控制在30分钟左右。根据自己体质的情况选择合适的运动方式，如散步、打太极拳、做操、快步走、慢跑、游泳等。

有些植入了支架的患者，经常由于担心支架移位或者脱落，不敢运动，甚至连走路都小心翼翼。其实大可不必，我们植入支架的时候，会先把支架送到血管狭窄的地方，然后用球囊撑开，这样支架就会和血管壁紧密贴在一起，经过一段时间，血管内膜会逐渐生长，完全覆盖住支架，两者就会融为一体。所以说支架一旦植入成功，任何剧烈活动几乎都不可能让它掉下来。大家可以根据自己具体的病情，听从医生的建议，适量地进行运动。

若支架已经植入很长时间，但总感觉有胸部不适等症状，尤其在活动后感到疲劳、乏力，甚至还影响到日常生活起居。那么就需要在心脏康复门诊请医生辅助制订运动计划。医生会针对每个患者自身的心肺功能、运动能力以及肌肉、关节情况，量身制定运动处方。

当然，患者也不要以为能够恢复运动，就是"万事大吉"了。即使在恢复运动后，也一定要遵照医嘱、按时吃药，并且定期前往医院进行复查，让医生按照症状、体征、化验检查的结果综合分析病情，来调整治疗方案。

（胡　馨　刘子豪）

07 ▶ 中医心脏康复有什么特色

中医学是我国传统文化中的瑰宝，在心脏康复领域，中医学也广泛参与其中。中医心脏康复的最大特色在于整体观念和辨证论治，它在强调整体康复的同时，主张辨证康复，既注重整体，又注重个体化。"治未病"是中医的重要思想，中医心脏康复强调早期的康复介入，在"未病先防、既病防变"观念的指导下，在人们日常生活的保健之中，将预防、治疗、康复融为一体。中医心脏康复强调合理的饮食、适当的运动及适量的药物治疗；此外还着重强调调养精神，强调"形神共养"，与西医所讲双心医学的理念完全一致。中医心脏康复还强调"天人合一""四时不同""三因制宜"，即重视环境养生康复的理念，利用不同的地理环境、气候环境等地理因素对人体的影响而直接应用于疾病的康复治疗。

在中医基础理论的指导下创造了许多具有中医特色且疗效确切的康复疗法，如气功康复法、情志康复法、心理康复法、针灸康复法、按摩康复法、药膳康复法、中药康复法等。许多中医外治技术根据辨证论治原则，对患者进行整体调节，且方法多样化，具有多途径、多环节作用。如穴位贴敷能减少患者心绞痛发作次数，减轻疼痛程度，缩短心绞痛持续时间，改善患者的临床症状。在饮食调整方面，通过中医师的准确辨证，可以为患者提供药膳饮食指导，将中医药膳与饮食干预有机结合起来。在心脏康复中，中西医康复各有自己的优势，将二者有机地结合起来，能帮助患者更快更好地恢复。

（胡　馨　刘子豪）

08 ▶ 太极拳、八段锦、五禽戏是如何用作心脏康复的

中医传统运动疗法作为极具中国特色的运动疗法，在长期实践中使练习者获益。传统运动疗法如太极拳、八段锦、五禽戏、易筋经等是可以用作心脏康复的。它们结合了传统导引、吐纳的方法，注重练身、练气、练意三者之间的紧密协调，动作平稳缓和，对提高心脏病患者的活动耐量，改善生活质量有着积极的作用。这些功法的创立融合了中医独特的"形神一体观"，以动作温和流畅、动静结合为特点，不仅在运动强度、频率和持续时间

等方面符合现代康复运动疗法的要求，而且其形体优美，注重呼吸吐纳、追求形神统一，使患者治疗主动性更高，更加有益于身心康复。

太极拳：是我国传统武术项目，集体育锻炼与养生于一体。太极拳动作强度低，轻微柔和，是适合患者心脏康复的有氧运动之一。

八段锦：是中国健身气功的一种，属于中小强度的有氧运动运动疗法，以躯体的运动，与调心、调息相结合，具有调理经络脏腑气血的作用。

五禽戏：最早源自古代的导引术。华佗精心研究了虎、鹿、熊、猿、鸟五种动物的生活习性，经过象形取义、仿生超越的提炼，创编完成了五禽戏。长期练五禽戏具有调和气血、活动筋骨、舒筋通络、强身健体的好处。

从传统中医学角度来说，太极拳、八段锦、五禽戏对人体之气的推动，对脏腑经络的刺激，都有利于脏腑功能的恢复，改善疾病预后。从现代医学角度来说，多项研究表明，坚持太极拳练习可以提高心脏病患者的心肺功能及运动耐力，改善生存质量，控制危险因素，使患病后的身心状态得到改善。

（胡 馨 刘子豪）